Abdominal Organ Retrieval and Transplantation Bench Surgery

腹部器官获取及修整

〔英〕盖伯瑞尔·**C.**奥尼斯库
主　编　〔英〕约翰·**L.**福赛思
〔美〕约翰·方

主　译　沈中阳

天津出版传媒集团

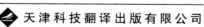

天津科技翻译出版有限公司

著作权合同登记号：图字:02 - 2015 - 65

图书在版编目（CIP）数据

腹部器官获取及修整/（英）盖伯瑞尔·C. 奥尼斯库
（Gabriel C. Oniscu），（英）约翰·L. 福赛思
（John L. Forsythe），（美）约翰·方（John Fung）主编；
沈中阳等译. —天津:天津科技翻译出版有限公司,2017.9
　书名原文:Abdominal Organ Retrieval and
Transplantion Bench Surgery
　ISBN 978 - 7 - 5433 - 3687 - 2

Ⅰ.①腹…　Ⅱ.①盖…②约…③沈…　Ⅲ.
①腹腔 - 器官移植 - 移植术（医学）- 研究②腹腔 - 器官 -
保藏 - 研究　Ⅳ.①R656

中国版本图书馆 CIP 数据核字（2017）第 083736 号

授权单位:John Wiley & Sons Limited.

出　　版:天津科技翻译出版有限公司

出 版 人:刘 庆

地　　址:天津市南开区白堤路 244 号

邮政编码:300192

电　　话:(022)87894896

传　　真:(022)87895650

网　　址:www. tsttpc. com

印　　刷:山东鸿君杰文化发展有限公司

发　　行:全国新华书店

版本记录:787×1092　16 开本　11.5 印张　200 千字
　　　　　2017 年 9 月第 1 版　2017 年 9 月第 1 次印刷
　　　　　定价:158.00 元

（如发现印装问题,可与出版社调换）

主译简介

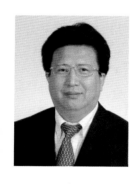

沈中阳

主任医师,南开大学医学院与天津医科大学教授、博士研究生导师。现任天津市第一中心医院院长、天津市器官移植研究所所长、天津市第一中心医院器官移植中心主任,兼任武警总医院器官移植研究所所长。

沈中阳教授,1962年出生, 全国五一劳动奖章获得者, 国务院政府特殊津贴专家,新世纪百千万人才工程首批入选人员,131人才工程首批入选人员。

现担任中国人体器官捐献管理中心主任、中华医学会器官移植学分会副主任委员、天津医学会会长。兼任《中华危重病急救医学》《实用器官移植电子杂志》总编辑,《中华普通外科杂志》《中华器官移植杂志》《中华肝胆外科杂志》《国外医学器官移植分册》《天津医药》等杂志编委。

沈中阳教授1994年完成了我国首例长期存活逾十年的肝移植手术,1998年建立了我国第一个器官移植专业学科, 带领移植团队努力开展和积极推广了临床肝移植技术。针对我国终末期肝病的流行特点,探索并建立了肝移植术后乙肝复发综合防治规范,使乙肝肝病肝移植术后5年的乙肝复发率由80%~100%降至5%以下。在临床实践中,不断开展和改进了肝移植术式,如开展我国首例减体积小儿肝移植,已健康存活16年,并开展了我国首例再次肝移植、首例多米诺肝移植、首例腹腔镜辅助活体右半肝供肝移植、首例全腹腔镜左外叶供肝移植等。在腹部器官获取方面,率领团队研制了腹主动脉及门静脉系统灌注管路,并建立了切合实际的器官获取方式。近年来,沈中阳教授联合全国多家大型移植中心,开展了包括肝移植、肾移植、胰腺移植、胰岛移植、免疫耐受等器官移植关键技术研究,积极推动心脏死亡供者器官的临床与基础研究,探讨了心脏死亡捐献器官的功能保护及修复机制,协同研发了新型器官保存液以及器官保存、转运、修复装置,牵头制订了我国心脏死亡器官捐献工作指南以及器官保存和转运标准等。沈中阳教授所率创新团队也于2014年荣获"全国杰出专业技术人才先进集体奖"。

译者名单

主译　沈中阳

主审　张玮晔

译者　（按姓氏汉语拼音排序）

蔡金贞	方振宇	付迎新	高　伟	郭庆军	淮明生
蒋文涛	李　娜	刘　蕾	马　宁	史　瑞	史　源
孙纪三	滕大洪	吴　斌	杨　涛	于立新	张建军
张　骊	张玉盼	赵　杰	郑　虹		

编者名单

Murat Akyol MD, FRCS
Consultant Transplant Surgeon, Royal Infirmary of Edinburgh;
Honorary Clinical Senior Lecturer in Surgery, College of
Medicine and Veterinary Medicine, University of Edinburgh, UK

Dieter C. Bröering MD, PhD
Organ Transplant Center, King Faisal Specialist Hospital and
Research Center, Saudi Arabia

Douglas G. Farmer MD
Professor of Surgery, Director, Intestinal Transplant Program,
Dumont-UCLA Transplant Center, USA

John L. Forsythe MD, FRCS
Honorary Professor, Consultant Transplant Surgeon, Transplant
Unit, Royal Infirmary of Edinburgh, UK

Peter J. Friend MD, FRCCS
Professor of Transplantation, Nuffield Department of Surgical
Sciences, University of Oxford; Oxford Transplant Centre,
Churchill Hospital, UK

John Fung MD, PHD
Director, Transplantation Centre, Chair, Digestive Disease Institute,
Cleveland Clinic, USA

Chiara Grimaldi MD
Transplant Center and Pediatric Surgery Department, Children's
Hospital Bambino Gesù, University of Roma Tor Vergata, Italy

Koji Hashimoto MD
Department of General Surgery, Digestive Disease Institute,
Cleveland Clinic, USA

Prawat Kositamongkol MD
Instructor, Hepato-Pancreato-Biliary Surgery and Transplantation
Unit, Division of General Surgery, Department of Surgery, Faculty
of Medicine, Siriraj Hospital, Mahidol University, Thailand

Dermot McKeown FRCA
Consultant in Critical Care Medicine, Department of Anaesthesia,
Critical Care and Pain Medicine, Royal Infirmary of Edinburgh, UK

Paolo Muiesan MD
Consultant Liver Transplant Surgeon, Liver Unit, Queen Elizabeth
Hospital, UK

Gabriel C. Oniscu MD, FRCS
Consultant Transplant Surgeon, Honorary Clinical Senior Lecturer,
Transplant Unit, Royal Infirmary of Edinburgh, UK

Rutger J. Ploeg MD, PhD, FRCS
Oxford Transplant Centre, University of Oxford and OUH Trust,
John Radcliffe and Churchill Hospitals, UK

Victor L. Tswen Wen MBBS, MMed(Surg), FRCS(Ed),
MSc(Bioinformatics), FAMS
Consultant, Division of Hepatobiliary and Pancreatic Surgery, Liver
Transplant Programme, Department of Surgery, National University
Hospital; Visiting Senior Lecturer, Nanyang Technological
University, Singapore

Jean de Ville de Goyet MD, FRCS
Professor of Surgery, Transplant Center and Pediatric Surgery
Department, Children's Hospital Bambino Gesù, University of
Roma Tor Vergata, Italy

Thomas Vogel MD
Consultant Surgeon, Clinic and Polyclinic for General
and Visceral Surgery, University of Münster, Germany

Hasan Yersiz MD
Professor of Surgery, Dumont-UCLA Transplant Center, USA

Neil Young MRCP(UK), FRCA, DICM
Consultant in Critical Care Medicine, Department of
Anaesthesia, Critical Care and Pain Medicine, Royal Infirmary
of Edinburgh, UK

译者序

　　器官移植是治疗重要器官终末期疾病的有效方法，移植医疗已成为现代医学不可或缺的重要组成。新世纪以来，移植医疗在我国取得了全面发展与斐然进步；但受自然、社会、经济、文化、环境、人口、科技及法律等综合因素的影响，我国的器官移植医疗正在面对供体器官短缺的巨大挑战，扩大供体资源及合理、高效地利用供体器官已成为器官移植领域的重要课题。

　　供体器官是移植医疗的必需资源，获取、保存、修整供体器官是移植医疗的重要环节。改进与完善器官获取与修整技术，不仅是移植团队的必修课，也是移植医疗的创新领域，更是改善器官移植疗效的关键。

　　"他山之石，可以攻玉"，为此，特推介译著《腹部器官获取及修整》——我中心腹部器官移植的工具书，以飨国内同道。该书的可读性已在其"前言"及"序"中予以介绍与评价，恕不赘言。

　　近年来，中国器官捐献分类标准已将公民逝世后捐献器官种类分为：脑死亡器官捐献(中国一类)、心脏死亡器官捐献(中国二类)及脑心双死亡器官捐献(donation after brain death followed by cardiac death，DBCD)(中国三类)。与此同时，器官移植领域的同道也在从不同专业角度不断探索扩大与有效利用供体资源的技术与方法。喜逢此时，期许《腹部器官获取及修整》成为规范我国腹部器官移植的参考性蓝本。

2017 年 9 月于天津

序

　　我欣然看到一本关于器官获取和供者管理的技术与相关问题的书籍，尤其是书中包含了器官修整技术。该书以器官获取统筹管理为开篇，继之转为供者管理(包括脑干死亡的诊断)、多器官获取及器官保存等事项。该书详尽描述了肾脏、肝脏的多种修整技术，并侧重介绍了肝脏的原位与离体劈离两项技术；为保证助力开展胰腺移植和小肠移植，详细阐述了器官获取和修整及相关话题。最后一章为儿童器官获取及相关修整的内容，与成人相比，其常存在更大技术难度。

　　这本书是深受欢迎的器官移植书籍，填补了亟需的空白，而应成为所有移植中心，尤其是接受移植外科培训者的必读书目。

彼得·J.莫里斯

英国皇家外科学院、伦敦卫生与热带病医学院移植循证中心主任

英国皇家外科学院前任主席

牛津大学纳菲尔德外科名誉教授

伦敦大学名誉教授

前 言

近 50 年间移植医疗始终处于医学创新的最前沿。外科技术、免疫抑制疗法及器官移植受者整体功能护理的进步,确保了移植医疗在挽救生命、改善生活质量方面的不断成功。然而,若没有捐献者之生命赠礼及移植团队的努力和奉献,就不可能获得这些成就。

器官获取是移植医疗的基石。在努力扩大捐赠库和惠及更多患者的过程中,一些新技术得以发展,诸如多器官获取、原位或离体肝脏劈离。为了努力获得更多可供移植的器官,移植实施路径中的"乏陈"环节——器官修整,在处理更为复杂的解剖情况方面呈现了创新性变化。近年来,心脏衰竭死亡捐献再度兴起,其得益于器官保存的显著进展。

随着局部常温灌注和温热脉动式保存这类先导技术的发展,腹部器官获取在诸多方面正处于革命性变革的前沿。

在上述背景下,为展示该领域的变化图景,本书以步进方式及时回顾了器官获取和修整的现状,并介绍了一些创新实践。

作为面向器官获取的所有经验层级外科医生的实用指南,本书按如下脉络进行了介绍:准备施行移植而获取供体器官,继而帮助所有移植专业人员了解潜在供者的管理;熟悉标准的获取技术,了解解剖变异并学习有效的处理方法。每一步手术操作均配有高质量的术中图片及图解,并为困难的临床情况提供决策思路。本书还在提供清晰可辨的循证信息方面凸显新意。本书通篇将实用技巧和学习要点分别醒目标注于黄色框和绿色框中,并在每章结尾附有总结。

我们希望本书能为掌握有关腹部器官获取和修整方面的知识提供一个便捷参考,以促进移植外科这一挑战性领域更加卓越发展。

盖伯瑞尔·C. 奥尼斯库

约翰·L. 福赛思

相关网站

在线内容

本书相关视频可浏览以下网站：

www.wiley.com/go/oniscu/abdominal

涵盖

- 多器官获取
- 肾脏的修整
- 肝脏的修整
- 胰脏的修整

视频片断内容详见书中图标 👁 标记之处。

目　录

第 1 章

器官获取统筹管理

Murat Akyol, Victor L. Tswen Wen

引言

器官捐献仅在极少数国家不受法律条款保护或被明确禁止,但在很多社会体制中,其医疗卫生基础或文化和宗教传统阻碍器官捐献的广泛开展。即使在社会经济状况、宗教文化背景及法律体系相似的国家间也存在器官捐献率的巨大差别。这些差别证明了统筹管理在成功实施器官移植中的重要作用。

器官移植涉及两个手术过程:从捐献者体内获取器官及将器官移植给受者。

本章专门阐述获取器官的统筹管理事项。关于获取器官的外科操作细节将在本书后续章节中述及,而在统筹管理事项中仅论述源于尸体供体器官的获取。

死亡诊断——DBD 和 DCD 供体

全世界都公认,意识与呼吸的不可逆丧失就视为死亡。脑干功能的不可逆丧失会引起这样的情况。因此,脑干功能不可逆的终止可以作为死亡的诊断。

在这一原则背景下,不同的国家就出现了在法律层面上对于死亡的不同定义。

脑死亡捐献(DBD)

在英国,如果排除了严重的代谢紊乱、药物和低体温的影响,并且有明确的病因,临床试验证明了全脑干功能丧失就可以诊断为脑干死亡(BSD)。另外一些国家对死亡的诊断还需要其他的标准,例如脑电图证明没有脑电活动,或者通过大脑成像技术证明大脑没有血流。儿童脑干死亡的诊断标准和成人是一样的,但是对于 2 个月以下的婴儿,这些诊断标准是不适用或是不可能的。

> 为了证实脑死亡,患者必须处于无反应的深昏迷状态,并且有已知的造成持久性不可逆脑损伤的病因。
>
> 导致持续昏迷的原因,应排除潜在的可逆性循环代谢因素,以及内分泌异常:
> - 药物:镇静剂、肌松剂;
> - 低体温:<35℃;
> - 循环、代谢、内分泌异常。

对于脑死亡供体,在宣布死亡之后,外周组织的循环和氧供仍存在,这将能更好地维持器官功能,用于器官的获取及移植。因此,脑死亡器官更适合于移植,而且总体来讲,脑死亡供体器官移植的预后也更好。

脑干死亡的判定
- 瞳孔对光反射阴性(第Ⅲ对颅神经动眼神经)。
- 角膜反射阴性(第Ⅴ对颅神经三叉神经)。
- 冷热反应阴性。
- 颅神经分布区域没有运动反射(分别于脸上半部分的第Ⅴ对颅神经三叉神经和第

VII 对颅神经面神经)。

● 无咳嗽及呕吐反射(第 IX 对颅神经舌咽神经和第 X 对颅神经迷走神经)。

● 呼吸停止测试。

心肺功能停止后死亡——心脏死亡捐献(DCD)

具有资质的医生可以通过证实不可逆的心、肺及神经功能丧失来判定死亡。实际上,判定神经功能丧失也是通过呼吸和循环功能丧失的时间来推断的。

可以通过没有脉搏和心音来确定心脏活动停止。在医院,心电图证实心跳停止和有创动脉压监测没有血压,可以作为死亡诊断的补充。在循环和呼吸停止 5 分钟后,检测瞳孔及角膜反射阴性,可以判定神经功能亦丧失。这一类型的尸体器官捐献(之前也称为无心跳供体,NHBD)称为心脏死亡捐献或循环死亡捐献。

这一类型的供体通常遭受过致命性的不可逆的脑损伤,进一步的治疗对这样的患者已无意义。

医生要做出关于进一步治疗没有意义的判断或者是否要停止积极治疗的任何决定时,都只应考虑患者的利益,而不应有任何关于潜在器官捐献的考虑。

当患者的主治医生已经做出决定,认为进一步的治疗对患者没有任何意义,就可以商议停止治疗的时间,在宣布循环死亡之后进行器官获取。

在器官移植早期,还没有建立起脑死亡判定标准的时候,这种类型的捐献是器官移植尸体供体的唯一来源。过去 10 年,对于心脏死亡供体的概念和实践应用得到了重新的重视。尸体供体器官移植中心脏死亡供体的比例呈上升趋势。在本书中,对心脏死亡供体器官的获取和移植在相关章节中都有特别说明。

特别指出,在一些国家,法律明令禁止使用心脏死亡供体,比如德国。

器官捐献及相关法律体系的发展

历史上,即使在脑死亡供体被广泛接受并应用于实践之后,对供体器官获取的责任仍落在各移植中心移植外科医生的肩上。多器官获取过程,需要集结包括肾脏、肝脏、胰腺、心脏的移植团队,来到供体所在医院进行器官获取。

随着器官移植技术的发展和实践水平的提高,很明显,我们需要更好地调控多器官捐献者的器官获取和移植器官的分配。具有不同法规及社会文化背景的国家,器官捐献调控形式也会有所不同。概括地说,对器官获取的法律规定可以分为两类:

1. 假定同意系统 是指除非患者在死亡之前特意签署了反对捐献器官的文件,否则都假定为对死亡后捐献器官不持有异议。

2. 知情同意系统 是指不假定有事先同意,要求有迹象或证据表明捐献是死者的愿望,或者其亲属要求捐献。

纵观全球,每个国家的捐献法律是不一样的(表 1-1)[1,2]。在一些国家,要求在器官捐献之前,有家属的知情同意书。大多数的欧洲国家采用假定同意法律,在这些地方,医生可以获取任何已死亡个体的器官,除非他们生前已表达出反对器官捐献的意愿,或者家属已知他们有如此的意愿。

证据表明,通过对器官获取系统的推广,器官捐献数量也呈增加趋势[3,4]。现在还不清楚是否把知情同意法律替换为假定同意法律,在器官捐献率上具有类似的效果,但一些研究[5,6]表明,一些国家通过立法的变化,已经显著增

表 1-1　不同国家捐献法规			
假定同意		**知情同意**	
阿根廷	意大利	澳大利亚	立陶宛
奥地利	拉脱维亚	巴西	荷兰
比利时	卢森堡	加拿大	新西兰
保加利亚	挪威	智利	罗马尼亚
哥斯达黎加	巴拿马	丹麦	瑞士
克罗地亚	波兰	德国	英国
捷克	葡萄牙	爱尔兰	美国
爱沙尼亚	新加坡	日本	委内瑞拉
芬兰	斯洛伐克		
法国	斯洛文尼亚		
希腊	西班牙		
匈牙利	瑞典		
以色列			

加了器官捐献率。

器官获取团队和器官移植中心

　　世界上许多国家器官移植的多器官获取过程已不同程度地逐渐分离。虽然各个国家的器官获取细则不同,但是从供体上成功获取器官的原则和标准得到了广泛的共识。

> 　　成功获取器官的关键是由三个基本部分组成,即供体协调员、器官获取团队和移植单位。

供体协调员

　　供体协调员可能隶属于移植中心,或者是某独立组织的一部分。隶属于移植中心并对供受者具有双向调节作用的协调员,能够对这两方面履行等效的职责,这种模式被认为有一定的益处。然而,采用最重要的成果衡量方法,即把死亡捐献的潜在可能最大化,根据国际上的经验并综合一些证据表明,让专业的供体协调

员供职于具有潜在供体的医院,是一种更好的模式[7]。

> 　　当地医院广泛的供体协调员网是器官捐献过程的一个关键组成部分。

　　在一些有着最高器官捐献率的国家,例如西班牙、葡萄牙、意大利等,当地的每一个医院都有供体协调员。他们在提高人们捐献意识上起着非常重要的作用,并且对有潜在供体医院的医务人员提供教育和支持。在脑死亡供体的捐献过程中,供体协调员会帮助联系供体家属,参与捐献同意或授权的过程,帮助重症监护病房的供体管理,并在捐献过程中为家属提供支持。当有需要的时候,供体协调员也会与法律部门联络促进器官捐献进程,确保可克服的法律障碍不会影响器官捐献。然后,协调员会通知器官获取团队,协调获取过程。

　　把移植团队送到供体所在医院或者把器官送到指定医院,是由供体协调员或移植中心负责安排,或者他们共同来承担这项工作。随着捐献服务所涉及区域逐渐增多,行程安排更趋标准化,捐献团队的行程服务质量和安全将有所提高[8,9]。

　　供体协调员也承担整理捐献相关文件的责任,并负责把信息提交给国家移植数据库和各个移植单位。

　　在英国,整个捐献流程所有要完成的文书工作有:

- 实体器官和组织的捐献授权书。
- 患者评估表。
- 如果是医生手术时间外的捐献,需给医生发送传真。
- EOS 表(供体数据表)。
- 供体管理审查文件。
- 如果心脏是用于瓣膜移植 ——需完成与组织移植服务相关的单独文件(这也适用于胰岛移植)。

- 英国移植登记——实施或未实施捐献的心脏死亡后供体信息。
- 英国移植登记——由主管的专科护士填写的器官获取信息——器官捐献。
- 供体所在医院记录的最后程序性文件。

供体协调员作用

- 促进和推动整个捐献过程。
- 向供体家属提供支持和关于器官及组织捐献的相关信息。
- 确保捐献过程符合国家法律、政策和程序。
- 获取相关信息以确保移植中心可以评估潜在供体。
- 通过适宜的供体管理，保护器官功能以用于移植。
- 最大限度地利用器官用于移植。
- 培训捐献服务团队的成员。
- 为器官捐献的相关审查收集数据。
- 促进和支持医疗专业人员以及民众的教育。

器官获取团队

器官获取团队在规模、组成和资金方面各有不同。大多数的团队由移植中心的人员组成，他们提供专职的全天24小时服务。心胸器官的获取，通常由心胸移植中心来执行（主刀医生+/-助手、手术助理护士、灌注师）。为获取其他器官，理想情况是再配备腹部器官获取团队。团队应该包括主刀医生、助理医生、手术助理护士、手术室人员。

器官获取往往在不熟悉该外科流程的小医院进行，并且可能无法提供一些专业设备（图1-1）。一个独立的器官获取团队（例如肝移植团队、肾移植团队、胰腺移植团队），而非个人组成的团队，可以使过程合理化，并确保统一的腹部器官获取方法，特别是在不同的环境中进行手术时，这是一个很重要的因素。

理想的器官获取团队应该能够自给自足，除了医院手术室和一些工作人员以外不需要供体医院的其他任何支持。在获取过程中，对于脑死亡供体，大多数的获取团队还需要有供体医院的麻醉医生在场。有证据表明，在地方医院获取团队中如果能够有一名专职的麻醉医生将会带来很大程度的灵活性（因为团队仅要求进入手术室），并能够提高获取前供体器官管理质量。

> 所有的获取团队都应能够自给自足，理想的情况是获取团队能够有一名专职移植麻醉医生，可以促进器官捐献管理。

应该有合适的方案为获取团队的成员进行培训和认证，并对团队的操作和结果进行有效的审核。

获取团队主刀外科医生的最重要责任是在手术室进行器官获取之前对潜在供体进行正确的鉴定。在供体协调员的协助下，主刀外科医生还必须检查供体的死亡诊断是否正确，记录是否准确，是否有捐献同意书或捐献授权文件。术前外科安全检查表（图4-1）还应确保有关于供体的所有其他必要信息（例如血型、病毒学情况、相关病史、其他血液检查结果）。如果有心胸和腹部团队同时在场，在手术之前两个团队之间应该就外科操作及流程进行简单的讨论。

器官获取团队的外科医生应该记录所有意外发现和异常情况，以及供体情况不稳定或器官灌注不理想的情况，还应该为医院的捐献记录提供外科操作的简要说明。

获取团队与协调员还应共同负责记录关键事件的时间（例如撤除生命支持时间、心搏停止时间、宣布死亡的时间、DCD供体开始灌注或阻断的时间、低温灌注开始时间、DBD供体器官置于冰屑中的时间），并确保所有器官、血液及组织标本的标记正确。

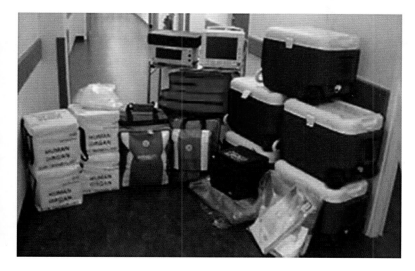

图 1-1　单一器官获取团队所需设备。

主刀医生负责的重要检查
- 供体确认。
- 已进行脑干死亡测试并正确记录。
- 器官捐献同意书。
- 血型。
- 病毒学现状、病史和其他血液检查。

器官获取团队的责任
- 记录获取中的主要事件。
- 完成相关文件。
- 完成医疗记录中整体流程的总结(图 1-2)。
- 正确标记器官、血液及组织标本。

移植中心

在进行器官移植的受体中心必须有一个随时可以联络的人。高年资的移植外科医生应该与供体协调员和获取团队共同讨论供体细节、获取手术事宜。

移植中心应该记录所有已接受的或者未被接受的供体器官情况。移植中心负责最终判断器官是否适于移植。这就需要检查供体和受体的血型、供体病毒学情况、其他血液检查、病史、获取过程中的重要时刻，以及当移植器官送到受体中心的时候对其进行大体的检查。任

何损伤或者异常，例如移植外科医生发现的可疑肿瘤，都必须马上报告给国家移植组织，因为这可能影响到来自同一供体的其他器官的受体。

供体获取医生和供体协调员应该随时与受体中心讨论与供体有关的任何问题。

移植中心应该负责组织运输已经接受的器官。他们应该与供体协调员联络，确定运输器官的最佳时间，不当的延时会增加冷缺血时间。

受体选择与供体器官分配

受体选择

外科手术技术的改良、免疫抑制剂方案的改进以及器官移植并发症与合并症的诊断和治疗技术的进步，扩大了移植的适应证。因此，器官移植的成功导致了其自身的难题，相比已登记的需要移植的患者数量，可用于移植的器官数量严重不足。

受体选择的原则由于移植器官的类型，以

器官捐献专职护士术后检查列表(可选)

	是	否
主刀医生完成医疗记录中的手术/操作总结了吗?		

	是	否
完成器官专用表格了吗?		
与器官放一起的专用表格完成了吗?		
器官血型表格完成了吗?		
包装好器官了吗?		
标本已经贴上正确的标签了吗(包括患者姓名)?		

实施/未实施 DCD 器官捐献?		

	是	否	N/A
记录安全编号了吗?			
左肾编号 #　_____			
右肾编号 #　_____			
胰腺编号 #　_____			
心脏瓣膜编号 #　_____			
角膜编号 #　_____			

	是	否	N/A
安排运输事宜了吗?			
组织捐献文件/血样?			

	是	否
善后事务_____ 家属的纪念物 家属要求		

细节:　_____
　　　_____

	是	否
是否符合当地政策		

姓名:	
签名:	

图 1-2　器官捐献专职护士术后检查列表用以确保器官获取步骤之后相关记录完整。

及各地区器官短缺的程度等情况不同而有所差异。这不在本章所讨论的受体选择原则和相关细节依据的范围之内。值得一提的是,每一个器官移植机构都需要在顾及每一位患者和实际运行可能性的冲突中寻求平衡,并对受体选择标准达成共识。例如,将肝细胞癌列为肝移植适应证就是供体选择的一个难题。为晚期肝细胞癌患者做肝移植,治愈率可能会很低,但仍可能是肝细胞癌患者最好的治疗方式。然而,严格限制对超出特定标准(例如米兰标准)的肝癌患者实施肝移植术,能更好地实现实用性和收益之间的平衡。

供体器官分配

相比选择适合接受移植的患者,把供体器官分配给潜在受体具有更大的挑战性。所有分配方法都力求公平,符合实际需求,顾及每一位患者,在公平和利益之间求得平衡。

一般来说,用于肾移植的尸体捐献器官分配模式,除了考虑公平公正的因素,例如等待时间以外,还要考虑到是否可以改善预后的因素,例如 HLA 配型。肾脏分配模式还应考虑给予儿童或者等待名单上那些没有优势的患者(例如抗 HLA 敏感者或特定血型的患者)以优先权。大多数国家的分配原则都是在综合考虑了上述因素的基础上,把尸体供肾分配给国家或地区等待名单上的患者。很显然,其他的标准,例如社会地位、支付能力、性别及种族等,在器官分配中不起作用。

更为困难的是,其他实质器官,例如心脏、肺、肝脏的移植,等待的患者一般预期寿命都很短。因此,实用和利益之间的冲突成为了更尖锐的焦点。

此外,虽然对不同分配政策利弊的细节讨论已经超出了本章范围,但是重要的是要记住尸体供体器官是非常稀缺和宝贵的资源。因此,包括移植患者选择和器官分配在内的规范必须经过深思熟虑,必须是透明的,也必须得到大众和医疗专家的支持。

我们还必须记住患者选择和器官分配只是一系列统筹管理挑战中的两个方面,所有这些都在器官移植事业的成功中发挥重要作用。透彻地了解这些挑战并以不断的努力来解决这些问题是每个移植专业人的责任。

(马宁 刘蕾 译)

参考文献

1 Rithalia A, McDaid C, Suekarran S, et al. systematic review of presumed consent systems for deceased organ donation. *Health Technol Assess* 2009; 13(26).

2 Matesanz R. Cadaveric organ donation: comparison of legislation in various countries of Europe. *Nephrol Dial Transplant* 1998; 13(7):1632–5.

3 Gnant MF, Wamser P, Goetzinger P, et al. The impact of the presumed consent law and a decentralized organ procurement system on organ donation: quadruplication in the number of organ donors. *Transplant Proc* 1991; 23:2685–6.

4 Miranda B, Matesanz R, Fernandez LM, et al. Organ donation in Spain: evolution of organ donor characteristics. *Transplant Proc* 1996; 28(1):175–6.

5 Gubernatis G. Organization of organ donation – concepts and experiences in Niedersachsen/Ostwestfalen. *Nephrol Dial Transplant* 1999; 14(10):2309–14.

6 Roels L, Vanrenterghem Y, Waer M, et al. Three years of experience with a 'presumed consent' legislation in Belgium: its impact on multi-organ donation in comparison with other European countries. The Leuven Collaborative Group for Transplantation. *Transplant Proc* 1991; 23(1 Pt 2):903–4.

7 Matesanz R, Miranda B. Organ donation: the 'Spanish model'. *Transplant Proc* 1996; 28(1):11.

8 Englesbe MJ, Merion RM. The riskiest job in medicine: transplant surgeons and organ procurement travel. *Am J Transplant* 2009; 9(10):2406–15.

9 Englesbe MJ, Shah S, Cutler JA, et al. Improving organ procurement travel practices in the United States: proceedings from the Michigan Donor Travel Forum. *Am J Transplant* 2010; 10(3):458–63.

第 2 章

腹腔器官的保存方法

Rutger J. Ploeg

引言

随着新型免疫抑制方案的应用,手术技术的标准化和良好的术后管理,使得器官移植生存率在过去十年得到明显的改善。由于供体器官短缺,活体的器官捐献有所增加,尤其是肾移植更是如此。然而,大多数捐献的器官是在供体脑死亡或循环停止和心脏死亡后获得的。因为供体资源匮乏,许多移植中心已经开始接受边缘供者(扩展标准捐献者,ECO)的器官捐赠。此外,对目前救治于神经外科和重症监护的脑损伤患者,在需要时医生会给予必要的干预。结果,部分有不可逆脑损伤的患者,不会直接进入脑死亡的状态。当进一步的治疗无效时,这些患者成为潜在的器官捐献者,在血液循环停止和心脏骤停后,支持治疗才被撤除[1,2]。很多死亡供体的器官捐献者,包括 ECD 和 DCD,是"高风险捐献者",与标准的捐献者(SCD)相比,供体器官的质量较差。这种质量的差异体现在原发无功(PNF)的移植物功能延迟恢复(DGF)、移植术后并发症(包括移植物存活率低)的发生率增加。

因此,供体器官从供体到受体这段时间的保存方案,对于移植术后器官功能的早期恢复及良好的生存状态,是比任何时候都重要的。

供体脑死亡或者心脏死亡和循环终止一段时间后,再切取器官,会使器官的损伤增加,最终可使供体器官死亡。大多数器官在没有任何灌注的条件下,只能耐受 1~2 小时热缺血损伤。此时新陈代谢的改变很明显,以至于当应用血液常温机械灌注修复时,器官的功能不能得到充分的恢复。低温机械灌注可用来长期保存器官,并且保证术后器官的功能恢复[3]。不同器官的低温保存时间不同,并且器官功能的恢复还取决于其他(风险)的因素,如供者年龄、热缺血时间、免疫因素和保存液的性质及保存方法。

过去几十年,大部分器官较好的保存方法一直是静态的低温保存(SCS):用低温灌注液灌注器官,将器官浸没在冷保存液(0℃~4℃)中,包裹无菌袋,并将器官放在一个含冰的绝缘容器里(图 2-1a)。

大多数胸、腹器官可以保存 4 小时(心脏)到 30 小时(肾)。

早期肾移植使用的另一种方法是连续的低温机械灌注(HMP)保存器官。以这种方法,用 5℃的含有胶体的特制灌注液,以脉冲方式对肾脏进行连续灌注(图 2-1b)。

尽管低温机械灌注法保存器官是成功的,但是大多数器官移植中心放弃了这种方法,因为这需要运输大的设备,操作很繁琐,而器官静态低温保存方法则相对简单、低价。

近年来,捐献器官的供源发生了明显改

变。在初期,大多数捐献的器官来源于年轻的脑死亡供体,主要是因交通事故导致脑外伤。现在捐献的大部分器官来源于老年患者,多是脑出血导致不可逆的脑损伤(图 2-2)。

另外,除了年老和明确的非健康状况,器官捐献者在脑死亡过程中(不稳定 DBD)或者循环停止和心脏死亡之后(DCD),有几段血流动力学不稳定时期[4,5]。

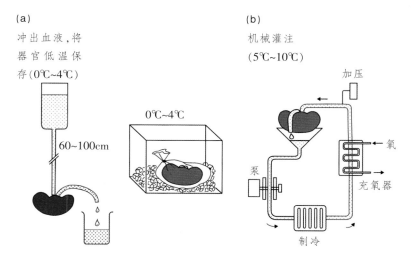

图 2-1　完成灌注,直到器官均匀苍白。中间图,肾脏浸没在保存液中,低温保存在冰上(a);或连接低温机械灌注(b)。

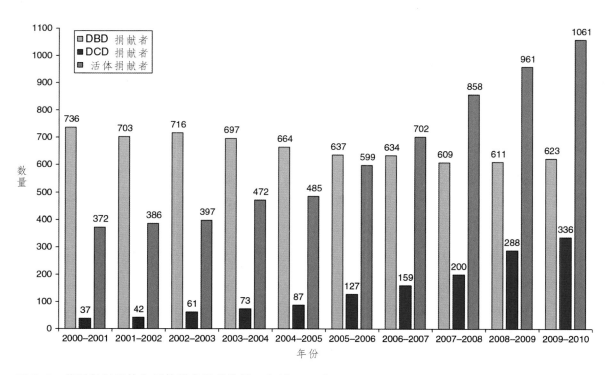

图 2-2　英国每年活体和尸体器官捐献数量,包括 DBD 和 DCD。(Source NHSBT-ODT report 2010, http://www.organdonation.nhs.uk/statistics/transplant_activity_report/archive_activity_reports/pdf/ukt/activity_report_ 2010_11.pdf)

> 现已证明,供者的年龄和供肾类型明显影响肾移植后的器官功能及预后(图 2-3)。

对于大多数器官来说,在保存过程中,会发生质量的明显变化。所以,器官的静态保存不是最适合保证器官活力及移植术后立即发挥功能的方法。因此,低温机械灌注再次被提出,重新评估它保存器官的优点。低温机械灌注也挑战了长期公认的原则:低温静态保存是保存器官的最好的方法。通过更多的现代和小型化技术,我们可以对器官进行原位或非原位常温再灌注,这可以减少损伤,同时有效修复和恢复器官功能。

器官保存历史

20 世纪 60 年代,旧金山加州大学的 Belzer 和他的同事们开发了器官保存技术。那时候,只有肾脏才可能捐献和移植,并且供体肾的获取和受者的肾移植术在同一医院的相邻手术室同时进行。获取的器官在室温下用生理盐水或林格乳酸盐溶液灌注出器官内血液,紧接着肾脏被拿到隔壁手术室移植给患者,不能有任何耽搁。显然,这种情况对提高死亡个体的器官捐献以及供者与受者之间的匹配,构成了显著的限制。

为了模仿器官的正常生理和允许器官的运输,Belzer 用滚压泵设计了一台机器,用专门开发的保存液,以脉冲模式单独或同时灌注两个肾脏[6]。他使用低温和包含血浆的保存液来延缓器官功能减退和保存其功能,保存液收缩压/舒张压为 50/20mmHg(1mmHg≈0.133kPa),连续、脉动式灌注整个肾脏。这种保存液可以保持组织最好的渗透压。由于人的血浆存在传播疾病的潜在危险,因此首先被合成清蛋白取代,后来被透析用的胶体羟乙基淀粉(HES)代替。

在同一时期,Collins 和他的同事成功地开发了一种简单的保存液。使用 Collins 的 C2 溶液静态低温保存肾脏效果满意,而不需要对肾脏连续灌注[8]。Collins 的 C2 溶液被用来保存肾脏不久后,也成为了肝脏、心脏、肺脏、胰腺和小肠保存的首选。由于其简单,时至今日,器官静态低温保存仍是器官保存的最好方法。

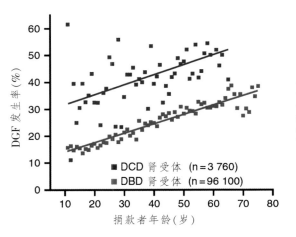

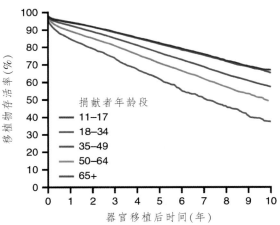

图 2-3　供者年龄对 DGF 发生率的影响,包括脑死亡器官捐献(DBD)和心脏死亡器官捐献(DCD)(左);每个年龄段供体对器官移植后移植物存活率的影响(右)。(Moers et al., source OPTN database[51])

供体相关的器官损伤

为了更好地理解供体器官保存相关的损伤，包括缺血和再灌注损伤，要认识到大多数捐献的器官来源于死亡的个体，捐献者有明确的病史，而不像活体器官捐献那样，器官来源于精心选择的健康人，认识到这一点很重要[9,10,11]。目前，大多数死亡捐献者因外伤、出血或缺氧导致脑损伤。一些捐献者直接发展为脑死亡，而有些人是有不可逆的损伤，但没有达到 DBD 阶段，则可能在撤去支持手段后（DCD Maastricht 分类Ⅲ期或可控的 DCD）成为捐献者。其他捐献者已经经历心脏骤停或用尽所有的复苏方式仍不成功，导致最终器官捐献（DCD Maastricht 分类Ⅱ期或不受控制的 DCD）。

> 脑损伤引起显著的全身炎症反应和促凝反应，会在供体器官获取前影响器官功能。

DBD 和可控 DCD 供者，尤其合并热缺血或冷缺血的供体，与肾脏、肝脏和肺移植后预后较差关系密切[12,13,14]。与 DBD 和 DCD Ⅲ类供者不同，DCD Ⅱ类供体不存在全身炎症反应综合征。DCD Ⅱ类供体尽管热缺血时间长，但是移植术后患者有较好的移植物存活率。

目前提倡直接减少炎症反应降低移植物免疫原性，以防止移植物损伤。

由于供体的脑损伤和热缺血，在器官保存的过程中再经受冷缺血，这对保存器官是有害的。长时间的静态冷缺血会导致细胞代谢紊乱和影响供体器官功能的完整性。这使得肾移植术后发生功能恢复延迟或原发性移植肾无功的可能性极高。

> 器官保存的其中一个目标是保持器官活力，并在器官再灌注后对移植物的存活影响最小，且术后移植物很快恢复功能。

器官保存的一些基本原则

低温诱导

低温保存仍然是保持器官活力的一个关键因素。在供体器官移植时，对器官进行再灌注，低温促进了器官功能的恢复。低温有效地降低了细胞的代谢率和分解代谢酶活性。目前，最好的冷保存温度为 0℃~4 ℃。

预防水肿

器官低温保存会产生一些副作用[15]。副作用之一是器官的细胞间质和细胞水肿，如果不给予治疗，将导致细胞死亡。因此，很多成分被添加到器官保存液中以减少水肿和维持细胞内外的电解质和离子平衡。

预防酸中毒

另一个副作用是缺氧引起的酸中毒，需要足够的缓冲液和调节 pH 值来纠正。

中和活性氧物质的生成

器官保存过程中，活性氧（ROS）会形成。在器官常温再灌注时，能导致显著氧自由基损伤。在保存液中加入抗氧化剂可以中和这些物质的不利影响。

低温仍是一个关键因素

低温（0℃~4℃）仍是器官成功保存的一个关键因素。器官低温保存，降低了新陈代谢和氧合作用，提高了供体器官的可恢复性。早在 20 世纪 60 年代，人们发现，低温保存肝、肾或小肠，可以显著提高器官移植成功率。低温不会阻止细胞的新陈代谢，但会使它降低到一定水平，足以维持细胞功能和细胞膜的稳定性。

4℃时代谢率约为37℃时代谢率的10%。

显然,常温灌注比低温保存更好。然而,只是在近几年,由于更好的检测方法和现代技术的小型化,使得在体外条件下,模拟常温生理状态具有可行性。

毕竟,降低温度允许短期器官保存,正如在20世纪70年代Calne在肾移植中所说明的那样[16]。在一个以狗为模型的实验中,器官在纯低温5℃下仍能保持活力,并可用于移植,这些发现阐述了一个"温度效应"的存在。为了获得更长的冷缺血时间,保存器官质量由保存液中的化合物来确定,这就是所谓的"溶液效应"。

减少保存器官损伤的最重要的因素之一是防止在寒冷条件下的细胞间质和细胞水肿。

间质和细胞水肿

在低温条件下,细胞可以发生间质和细胞水肿。如果没有血管胶体产生的渗透压,血管内的液体将会从血管内转移到细胞间质中。

此外,当缺氧和低温时,细胞膜上的ATP-依赖Na^+-K^+泵活性降低,导致较低的膜电位(图2-4)。

有效的不可渗透物:
● 糖类,如(增加分子量)的葡萄糖、甘露糖醇,蔗糖和棉子糖。
● 阴离子,如柠檬酸盐、葡糖酸盐和乳糖。

器官保存液灌注并在组织内达到平衡后,不可渗透的物质将存在于细胞间质,并降低细胞水肿。大分子的胶体仍保留在血管内,并形成一个渗透压,防止血管内水扩散到血管外间质。

所用胶体,举例来说,如清蛋白、葡聚糖、羟乙基淀粉和聚乙二醇。

细胞酸中毒

器官长期冷保存中很重要的一点是防止细胞酸中毒。因此,在保存液中添加强有力的

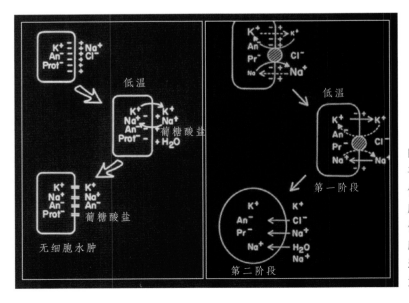

图2-4 细胞内和外环境与"Donnan平衡"和Na^+-K^+泵的功能有关(左),低温破坏平衡,钠离子内流,导致细胞肿胀(右)。"Donnan平衡"的变化使得Na^+在负电位的作用下向细胞膜内流从而造成细胞水肿;为了抵消这种情况,减轻水肿,在细胞膜外添加不可渗透物或胶体的溶液很重要。

pH 缓冲液是至关重要的。尽管是低温条件,细胞内无氧代谢仍以一个非常低的速率进行,这会导致细胞内乳酸和氢离子增加,引起细胞酸中毒。pH 值降低到 6.9 或 7.0 会抑制果糖酶的活性,减少糖酵解和乳酸形成,从而对细胞起到保护作用。严重酸中毒导致细胞内溶酶体性质不稳定和溶酶体水解酶活化,最终导致细胞死亡[19]。

> 器官保存液使用最多的缓冲物质是磷酸盐和组氨酸。

氧自由基的形成

氧自由基是短效的分子,与其他分子相互作用可造成脂类、核酸和蛋白质的严重损坏。以前的观点认为,氧自由基损伤仅发生在器官移植常温再灌注时。然而最近研究证实,活性氧在器官冷保存阶段也可生成,在器官获取和保存时对器官造成损害,影响移植术后器官功能的恢复。为了减少活性氧产生的不利影响,在一些保存液中添加清除剂来中和自由基的形成[20,21]。

> 有效的抗氧化剂为谷胱甘肽、甘露醇、色氨酸和别嘌呤醇。

保存液

> 为了提供有效的保护,保存液必须包含:
> - 大分子物质或不可渗透的物质消除水肿;
> - 足够的 pH 值缓冲液,防止酸中毒;
> - Na+ 和 K+ 的平衡电解质组合物;
> - 抗氧化物质来中和活性氧。

在过去的十年里对很多原始的或者相似的器官保存液进行了开发。许多器官保存液已

经过大、小动物实验。仅有少数的几种溶液经过了足够的临床试验而进行了评估。如果供体器官来源于遭遇交通事故的年轻健康捐献者,使用哪一种保存液可能关系不大。

如今,随着更多老年人和高风险器官捐献者的出现,器官保存液的有效性变得很重要,这些器官需要更好地保护,免受冷热缺血的损伤。事实上,SCS 是否应该对所有类型的器官捐献者保持这个标准,尚存在疑问。

使用保存液对于 SCD 是足够的,对于 ECD 和 DCD,其他的器官保存方法,如连续低温或者(临时)常温灌注可能是更好的选择。表 2-1 列出了 SCS 溶液及其有效成分。

器官静态低温保存方法

自 1969 年 Collins 的 C2 保存液方法问世以来,已经进行了很多尝试,通过改变其溶液成分来改善简单低温保存 (CS),特别是针对肾脏和肝脏,同时也针对其他器官。Euro-Collins(EC)保存液是第一种通过少量修改,去除镁离子的 C2 溶液,在 20 世纪 70 年代初被国际器官共享组织欧洲国家器官储运组织采纳,作为所有器官保存液[22]。接着,Ross 和 Marshall 在澳大利亚研发了一种令人关注且行之有效的溶液,在许多实验模型中开发了高渗性柠檬酸盐(HOC)溶液。在英国 HOC(后来也叫马歇尔溶液)的肾脏保存方式[23,24]变得非常流行。鲜为人知的是 C2 和 EC 溶液经过改良,称为磷酸盐缓冲(PBS)溶液,其主要含有较大量且更有效的蔗糖作为不可渗透物,而不是葡萄糖[25]。

CS 的一个突破是在 20 世纪 80 年代末由 Belzer 和 Southard 开发的威斯康星大学(UW)溶液。在小型和大型动物实验及一系列组织测定中,通过添加和剔除某些成分,对最有效的不可渗透物(棉子糖、乳糖)、胶体(羟乙基淀粉)和缓冲液(磷酸盐)进行了系统化测试[26,27,28]。此外,通过添加谷胱甘肽的 UW 液,抗氧化剂的重要性

表 2-1 低温保存法

	Celsior	EC	HOC	HTK	IGL-1	UW	Belzer MPS
胶体 (mM)							
HES	—	—	—	—	—	0.25	0.25
PEG	—	—	—	—	0.03	—	—
不可渗透物 (mM)							
柠檬盐酸*	—	—	—	—	—	—	—
葡糖酸盐	—	—	80	—	—	—	85
葡萄糖*	—	195	—	—	—	—	10
组氨酸*	30	—	—	198	—	—	—
乳糖*	80	—	185	—	100	100	30
甘露醇*	60	—	—	38	—	—	5
棉子糖	—	—	—	—	30	30	10
核酸糖	—	—	10	—	—	—	—
缓冲液 (mM)							
HEPES	—	—	—	—	—	—	—
K$_2$HPO$_4$	—	15	—	—	25	25	25
KH$_2$PO$_4$	—	43	—	—	—	—	—
NaHCO$_3$	—	10	10	—	—	—	—
电解质 (mM)							
钙	0.25	—	—	0.0015	—	—	0.5
氯化物	42	15	40	32	20	20	1
镁	13	—	84	4	5	5	5
钾	15	115	84	9	25	120	25
钠	100	10	—	15	120	30	100
ROS 自由基清除剂 (mM)							
别嘌呤醇	—	—	—	—	1	1	—
谷胱甘肽	3	—	—	—	3	3	—
色氨酸	—	—	—	2	—	—	—
营养素 (mM)							
谷氨酸钠	20	—	—	—	5	5	5
腺苷	—	—	—	—	—	—	—
腺嘌呤	—	—	—	1	—	—	—
酮戊二酸盐	—	—	—	—	—	—	—
渗透压 (mOsm)	255	406	400	310	320	320	300

* 柠檬酸、组氨酸和乳糖也可当缓冲液。组氨酸、乳糖和甘露醇也可作为活性氧清除剂。

EC：Euro-Collins；HEPES：4-(2-羟乙基)-1-哌嗪乙磺酸；HES：羟乙基淀粉；HOC：高渗性柠檬酸盐；HTK：组氨酸-色氨酸-酮戊二酸；

IGL-1：Institut-George Lopez-1 溶液；MPS：机械灌注方法；PEG：聚乙二醇；UW：威斯康星大学溶液。

第一次得到了确认。

UW 液已在所有器官中进行了试验，包括心脏和肺部，但也发现了其主要是作为腹内器官（肾、肝、胰腺、小肠）的最有效的保存液[29]。

> UW 液经过了多项临床试验，效果良好，从而结束了 EC 液保存时代。

UW 液发明后不久，另一种溶液由德国生理学家 Bretschneider 在哥廷根发明[30]——组氨酸-色氨酸-酮戊二酸（HTK）溶液最初是针对于心脏停搏的开放式心脏手术。慕尼黑和哥本尼斯等地的 Hoelscher 等人在汉诺威的早期动物实验工作表明，HTK 液也可以用于其他器官的保存，如肾脏和肝脏[31,32]。Bretschneider 发明的溶液是有效的，一个重要的原因是它的缓冲能力。

> 足够的液体量（10~15 L）经过主动脉通过器官灌注才能体现 HTK 液的效果。

出于费用考虑而使用不到 10L 的 HTK液，可能会影响作用而致使器官受到更多的损伤和较少的保护。

> 临床肾移植中使用 HTK 液，与 EC 液和UW 液相比较，发现其优于 EC 液并等同于不延长保存时间的 UW 液。

HTK 液在目前许多移植中心用于腹部器官保存，包括肝脏和胰腺[33,34]。

DCD 供体切取时间有所增加，最初是通过股骨双气囊三腔（DBTL）导管，使用大量的保存液冲洗肾脏。由于 4~5 L UW 液与 10~15L HTK液是在相同的价格范围，一些中心的 DCD 会转而使用 HTK 液灌洗，以使器官更好保存。从那时起，我们已经开始接受来自可控的 DCD 供体，不仅包括肾脏，还有肝脏和胰腺，因此 DBTL导管在这种类型的 DCD 中不再被使用。一个正常的腹部手术和胸部手术，腹主动脉和胸主动脉很容易插管，用标准量的 UW 液 back-table 方式冲洗就够。

一个重要的问题仍然存在：传统的 CS 溶液对于高风险的捐献者器官在长时间热缺血后低温保存是否能够足够有效。关于胰腺移植后的肝脏或胰脏炎缺血性胆管病变报道日益增多，虽然也不一定发生此种情况，但它敦促我们在这些情况下要合理选择 UW 和 HTK 溶液。

机械灌注的回顾：在保存方面的复兴？

由于老年人数量增多，更多的边缘性和DCD 器官捐献显著增加，在本身功能低下的情况下，移植物存活率的普遍降低已被观察到。在使用这些 DCD 供体器官肾移植后，已发现DGF 率高达 70%~80%，PNF 率有时超过 10%。在过去的十年中已经表明，在实验肾脏的研究中，相比简单的 CS 而言，机械灌注保存提供了更好的功能与存活率，特别是对高危供体肾脏。单中心临床研究证明了类似的结果，但往往是回顾性分析或试验，缺乏说服力，因此并没有定论。经过出色的汇总分析，Wight 等人[35]研究表明，HMP 约能降低 20%DGF 率。然而，为什么在有更多优势情况下，还不愿在大的范围内恢复使用机械灌注保存呢？

回顾 20 世纪 70 年代，脉冲式 HMP 并没有普及的原因不是由于该方法处于劣势，而可能是由于低温保存液浸没器官的技术要比使用大型 Belzer 机器更简单。此外，在移植后静态低温保存看起来对保持功能更有效。从那时起，技术进步了，更小的设备逐渐被开发（虽然改进后的Belzer 和 Waters 机器仍然保持坚固台型，但非真正的运输台模式）（图 2-5）。

在继续使用机械灌注（MP）的那些中心，主要是在美国，在或者不在同一个州内的供体肾脏获取后，使用简单的 CS 运送到受者中心，安装在机械灌注装置上若干小时，直到手术操作能力允许移植手术开始。在 20 世纪 90 年代，使用蠕动泵的小型 HMP 设备首次用于临床，

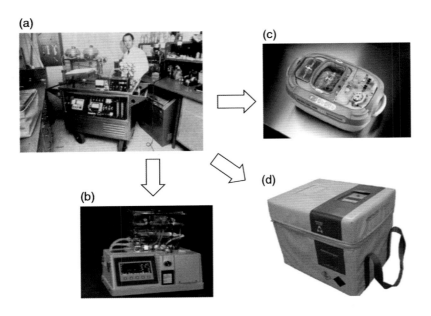

图 2-5 连续几代肾脏机械保存装置：1967 年最初的 "Belzer 机" (a)；由 Waters 改进后的 "设备台" 的模式 (b)；通过器官回收系统的便携式蠕动泵 LifePort 机 (c)；通过小型氧化器官辅助装置辅助肾脏(d)。

即器官回收系统 LifePort 机。

此时，已成立了一个以移植联合体中心 Groningen、Leuven 和 Essen 为主的联合公司，并与欧洲国家器官储运组织建立合作，开展研究肾脏保存和移植随机对照试验，来比较连续 MP 与简单 CS 保存。这些研究具有充分说服力，包括对移植后 3 年的功能和生存状况所做的评估。试验表明，使用 MP 的效果明显强于 SCS，在年龄大于 16 岁的各类捐献者整体组群中降低 DGF 和改善了移植物的存活率[36]，在 DCD Ⅲ 供体中降低了 DGF[37]，明显提高了 ECD 供体的移植物存活率[38,39]。在此项试验的设计中，遵从于 Belzer 所表达的原始概念(器官获取后应尽快应用最佳保存方法和保存液)。因此，在所有的研究中，肾脏被立即置于 HMP 设备并灌注，直至移植的时刻。欧洲 MP 试验也使我们能够研究一些其他危险因素，如灌注期间肾脏灌注阻力指数 (RR)的相关性，以及在灌注液中进行分析的某些损伤的生物标记[40]。RR 显然有更高的 DGF 相关性，但没有得出可靠的统计学截止点，尽管数量足够多。对灌注液中的一些损伤标志物，包括 LDH （乳酸脱氢酶）、AST （谷草转氨酶）、GST（谷胱甘肽 S-转移酶）、NAG(N-乙酰-β-D-氨基葡萄糖苷酶)、AAP(丙氨酸氨基肽酶)和 H-FABP

（心脏型脂肪酸结合蛋白），在不同时间点进行了分析，用以评估 DGF 和 PNF 的可预测性。只有 GST 和 H-FABP 显示有重要意义，可预测 DGF 而不是 PNF。这是由于实验中 PNF 肾脏的数量太少[41]。得出的结论是，虽然 RR 和两个生物标志物与 DGF 的增加可能性相关，但根据这些指标弃用肾脏是没有道理的[40,41]。

肾脏 HMP 体系已经重新建立。目前，在一些国家、卫生部门正在考虑出台全国性的 HMP 体系，至少将有补贴的 DCD 及 ECD 纳入。

HMP 的短期和长期成本效益明显高于 CS 的这一事实无疑会推动这一政策[42]。

虽然肾脏 HMP 已经或多或少地在临床实践中使用了相当长的一段时间，但自第一次实验到现在已花了约 30 年。第一次实验是 Pienaar 和 D'Alessandro 在威斯康星大学进行的，表明 HMP 在肝移植中的有益作用，由 Guerrera 发表在纽约哥伦比亚大学《2011 年第一临床系列》[44]。肝移植中一个致命弱点和主要并发症是缺血性胆管损伤，其使发病率明显增高，常需要再次移植[45]。现已发现，肝动脉的脉动灌注和门静脉持续低压灌注可减少损伤并使移植后功能充分恢复。Groningen 组的数据显示，在低温情况下动脉压必须保持在 30~40mmHg 中等水平，以防止发生与剪切应力相关的内皮损伤。补氧显然是有益的，因为与没有氧气相比，再灌注的功能参数更好且胆汁量更多[46,47,48]。

肝移植中的最大挑战是，评估是否对受控和非受控 DCD 供肝使用 HMP 比简单的 CS 能更好地保存，或者说，修复后是否需要常温（短期）再灌注来预测可移植性，减少 PNF 并预防缺血性胆管病变。在巴塞罗那和格罗宁根组织之间的密切合作中，使用原型 Groningen 机灌注系统进行了一系列实验，分别在心脏骤停和热缺血后 45 分钟、60 分钟和 90 分钟，对简单 CS 与 HMP 进行了对比测试，随后进行了猪模型的肝移植。90 分钟长度热缺血时间模拟延迟 DCDⅢ和 DCDⅡ捐献体，简单 CS 失败，而 HMP 也只能让一小部分移植物功能恢复和存活。接下来，对其进行了 1 小时常温猪血复苏与随后的低温保存测试，并与移植前肝脏连续机械常温保存（NMP）进行比较。只需 1 小时常温修复即可恢复足够的功能并有 83 % 的存活率，而捐献体在植入前用 NMP 方式，功能恢复极好，并有 100 % 的存活率[49,50]。

与这些实验结果类似，牛津大学团队与 Friend 和 Coussios 研发了一种肝脏 NMP 装置，能保存猪的肝脏 20 小时，并实现了成功移植，尽管在获取器官之前有 40 分钟热缺血时间。这些结果表明，高风险供肝需要一段时间常温再灌注，必须在移植前进行监测和整修[51,52,53]。

目前还不完全清楚，是单独使用体外膜氧合（图 2-6）腹部器官原位常温区域灌注（NRP）就可以使高风险捐献者的肾脏和肝脏移植得更好，还是需要在移植后进行额外低温甚至连续常温 MP 来改善预后。

要考虑恢复过程中的实际影响

迄今为止，多数获取团队在多器官捐献程序中，包括肾脏、肝脏和胰腺，不管它是涉及 DBD 供体还是 DCDⅢ供体，都使用一种保存液（在大多数情况下，不是 UW 就是 HTK 液）。即使不获取胸腔器官，大多数团队仍将进行开腹手术和开胸手术，以便更好地获取肝脏和胰腺。在给予肝素(DCD 还要给予链激酶)之后，可以在腹主动脉交叉处头侧进行腹主动脉的获取、插管和冲洗。逐支血管内冲洗、保存液与组织的温度平衡，以及用碎冰和(或)冷盐水对腹腔表面的直接冷却可以降低腹腔器官的温度。现已证明，通过夹闭近端膈下主动脉灌入 4~5 L UW 液足以快速冷却器官，冲洗出（大多数）血液，并使组织成分连同有效药剂扩散到溶液内。因为不同的溶液中含有多种成分和化学制剂（依据生理学规律），混合液成分在组织内会有相互作用，而且对保存器官的作用从未进行过检测，所以不提倡使用混合液。另外，用 1L UW 液通过门静脉原位灌注或冲洗能更好地灌注供体肝脏并且有助于保留血液。特别是 DCDⅢ捐献者，双侧肾脏往往出现灌注效果不满意，并且颜色大多偏蓝。这是由于两个肾脏均灌注不足，因为肝脏的血管床大阻力小，最初的大部分液体都会流到肝脏。在这种情况下，重要的是要用约 250mL 的 UW 液对肾脏进行适当的 back-table 冲洗。多数情况下，肾脏就会变得苍白，并出现均匀的灌注效果。由于组织的解剖结构原因，胰腺和肠道容易出现水肿，不应该过度灌注。因此，对这些器官通常不必进行额外的 back-table 冲洗。

在使用 HTK 液的情况下，所需要的液量要大得多(10~15L)，这是必须注意的。因此这种溶液采用较低灌注量(5~8L)将无法实现最佳的灌注效果，不能有效地保存腹部器官。其他单一 CS 溶液，如 Celsior 或 IGL-1 液，需要使用和 UW 液相同的液量[54,55,56,57]。

主要是在英国，单纯肾脏提取时，用 Marshall 溶液作为冲洗液以及使用单一 SCS 保存溶液。目前还没有进行临床试验来评估该溶液并与 UW 液和 HTK 液进行比较。最近由 O'Callaghan 等人发表了一篇综述论文，比较

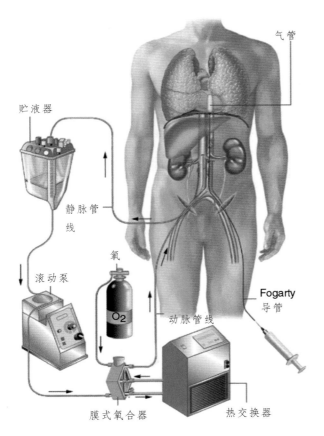

贮液器

静脉管线

滚动泵

氧

O2

膜式氧合器

热交换器

气管

动脉管线

Fogarty 导管

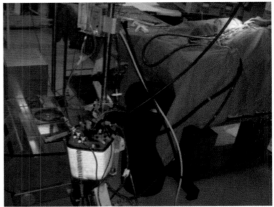

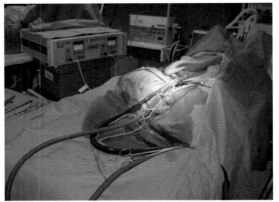

图 2-6　心脏循环停止的 DCD 供体,用常温体外膜肺氧合(NRP)装置的 NMP,在保存和移植之前来灌注和复苏腹部供体器官。

了几种不同的用于肾脏的单一 CS 溶液[58],目前这些作者正在用 NHSBT 数据分析在英国使用的 Marshall 溶液。

　　在冲洗和恢复后,要对捐赠器官进行仔细检查。必须清除干净肾脏附着的脂肪,以便能够评估肾脏的灌注质量并排除恶性肿瘤。肾脏灌注后应苍白、均匀。如果下极或上极仍有出血则可能另有一条极动脉还没有冲洗好或者已损伤或切断。用一个小套管进行额外灌注可改善肾脏状况。识别有无斑块的动脉数量(用主动脉腔作为口数的标准)以及静脉数量对获取医生很重要。如果有任何(血管)损伤应标注在表格上。应该由移植外科医生对病变部位进行修复,因为他还需要考虑受体的解剖结构。应尽快就获取肝脏和胰腺时发现的异常进行

沟通,以便为受体移植中留出足够的时间进行调整或放弃移植手术。

供体器官封装

　　供体器官的封装是一个必不可少的程序,对保证质量和安全十分重要。在大多数国家或腹部器官共享系统机构,使用三种尺寸可调的袋子。在最里面的袋子将器官充分浸没在保存液中,保存液应使用与冲洗液相同的类型。在第二层袋子里盛装冷生理盐水作为缓冲区,以保持内袋冷却并防止与在第二层袋中的融化冰有任何接触。最后的第三层袋子(有时稍大)是干燥的,用于盛装内层袋和第二层袋。这就

保证了拆开封袋时更好的无菌状态,手术护士可以将袋打开和折叠,并让外科医生取出两个内层的无菌袋。在密封袋子之前一定要排出空气,才能达到最佳的冷却效果。然后将盛放器官的袋子妥善保存在封闭容器中,用融冰保持低温。与美国和欧洲大陆的通常做法不同,在英国将肝脏放置在一个浸没在大约 2L 保存溶液的塑料碗中。必须将装碗的两个袋子中的空气排出。然后把包有袋子的碗放在盛有融冰的容器中。

胰腺和肝脏都带有额外血管,主要是供体右、左髂动脉和静脉,以便在移植时进行重建。这些血管必须分开包装并将其浸泡在保存液而不是生理盐水中。

额外的脾和淋巴组织用生理盐水分别浸泡包装。

对未来实践的简要展望

由于使用了更高风险的供体,这很可能改变当前的器官保存做法。而对于标准条件的捐献者,简单的低温保存可能优先采纳,对 DCD 及 ECD 我们的做法将转为 MP。HMP 将用于 DCD III 和 ECD 以降低 DGF 和提高肾脏生存率。在某些情况下,对可控制 DCD III 和肯定不受控制的 DCD 供体,NRP 技术将用于肝脏,其次为 CS、HMP 或是 NMP。这些适用于肝肾的新策略将影响我们目前的检索程序及人力规划。在现有的器官共享组织内,必须引入新的协议,同时对相关准则进行讨论,检索团队必须就新的技术和新设备的使用进行培训。附加设备和一次性用品将产生费用,虽然在很多情况下使用这些设备符合成本效益,但对那些不可移植的器官进行移植,其费用和补贴政策将必须同医疗机构合作进行修改(图 2-7)。

我们处在一个令人振奋的时代,我们将学习如何更好地监测、匹配和保护捐献者器官,提高移植后的效果,认识到这一点是很重要的。为了增长我们的知识,在未来使高质量移植可持续发展,捐献和移植领域的所有专业人员的合作是必不可少的。

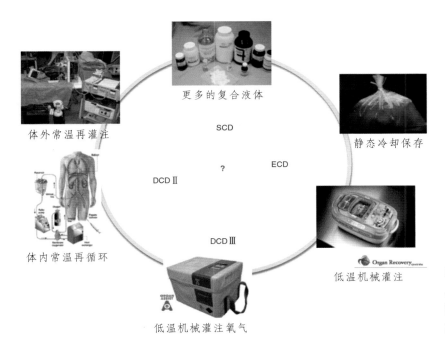

更多的复合液体

SCD

静态冷却保存

体外常温再灌注

DCD II

?

ECD

体内常温再循环

DCD III

低温机械灌注

低温机械灌注氧气

图 2-7 充分的加权随机对照试验将为器官的保存、监测和供体器官移植前的修复评估提供最优策略。

总　结

保存策略应能保持器官活力并能让器官功能快速恢复：

- 低温、预防酸中毒和水肿，以及 ROS 的中和作用是器官保存的主要原则。
- 在 10℃时保持 10% 的正常代谢率。
- 要提供有效的保护，保存溶液必须包含大分子试剂或不可渗透物、适当的 pH 值缓冲区、平衡的 Na 和 K 电解质成分和抗氧化剂。
- UW 液是最常用的保存液。
- 不足 10L HTK 液灌注不利于临床预后。
- 在肾移植中机械灌注比静态低温灌注效果更好。
- 在肝移植器官修复中原位常温区域灌注呈现出满意的结果。
- 非原位热灌注肝脏机器正处于临床试验阶段。
- 器官应封装在 3 个大小适中的袋子中。

（史瑞　张建军　译）

参考文献

1　Moers C, Leuvenink HG, Ploeg RJ. Non-heart beating organ donation: overview and future perspectives. *Transplant Int* 2007; 20(7):567–75.

2　Brook NR, Waller JR, Nicholson ML. Non heart-beating kidney donation: current practice and future developments. *Kidney Int* 2003; 63:1516–29.

3　Maathuis MH, Leuvenink HG, Ploeg RJ. Perspectives in organ preservation. *Transplantation* 2007; 83(10):1289–98.

4　Cohen B, Smits JM, Haase B, et al. Expanding the donor pool to increase renal transplantation. *Nephrol Dial Transplant* 2005; 20:34–41.

5　Moers C, Kornmann NS, Leuvenink HG, et al. The influence of deceased donor age and old-for-old allocation on kidney transplant outcome. *Transplantation* 2009; 88(4):542–52.

6　Belzer FO, Ashby BS, Gulyassy PF et al. Successful seventeen-hour preservation and transplantation of human-cadaver kidney. *N Engl J Med* 1968; 278:608–10.

7　Belzer FO, Southard JH. Principles of solid-organ preservation by cold storage. *Transplantation* 1988; 45:673–6.

8　Collins GM, Bravo-Shugarman M, Terasaki PI. Kidney preservation for transportation: initial perfusion and 30 hours' ice storage. *Lancet* 1969; 2:1219–22.

9　Morariu AM, Maathuis MH, Asgeirsdottir SA, et al. Acute isovolemic hemodilution triggers proinflammatory and procoagulatory endothelial activation in vital organs: role of erythrocyte aggregation. *Microcirculation* 2006; 13(5):397–409.

10　Damman J, Seelen MA, Moers C, et al. Systemic complement activation in deceased donors is associated with acute rejection after renal transplantation in the recipient. *Transplantation* 2011; 92(2):163–9.

11　Nijboer WN, Moers C, Leuvenink HG, et al. How important is the duration of the brain death period for the outcome in kidney transplantation? *Transplant Int* 2011; 24(1):14–201.

12　Takada M, Nadeau KC, Hancock WW, et al. Effects of explosive brain death on cytokine activation of peripheral organs in the rat. *Transplantation* 1998; 65(12):1533–42.

13　Van der Hoeven JA, Lindell S, Van Schilfgaarde R, et al. Donor brain death reduces survival after transplantation in rat livers preserved for 20 hr. *Transplantation* 2001; 72:1632–6.

14　Zweers N, Petersen AH, van der Hoeven JA, et al. Donor brain death aggravates chronic rejection after lung transplantation in rats. *Transplantation* 2004; 78(9):1251–8.

15　Southard JH, van Gulik TM, Ametani MS, et al. Important components of the UW solution. *Transplantation* 1990; 49(2):251–7.

16　Calne RY, Pegg DE, Pryse-Davies J. Renal preservation by ice-cooling: an experimental study relating to kidney transplantation from cadavers. *BMJ* 1963; 5358:651–5.

17　Sumimoto R, Jamieson NV, Kamada N. Examination of the role of the impermeants lactobionate and raffinose in a modified UW solution. *Transplantation* 1990; 50:573–6.

18　Wahlberg JA, Love R, Landegaard L, et al. 72-hour preservation of the canine pancreas. *Transplantation* 1987; 43:5–8.

19　Bonventre JV, Cheung JY. Effects of metabolic acidosis on viability of cells exposed to anoxia. *Am J Physiol* 1985; 249:C149–59.

20　Kosieradzki M, Kuczynska J, Piwowarska J, et al. Prognostic significance of free radicals: mediated injury occurring in the kidney donor. *Transplantation* 2003; 75(8):1221–7.

21　Byrne AT, Johnson AH. Lipid peroxidation. In: Grace P, Mathie R (eds) *Ischaemia-reperfusion injury*. Blackwell Science, Malden, Massachusetts, 1999, pp 148–56.

22　Eurotransplant International Foundation. Annual report 1976. Eurotransplant, Leiden, 1976.

23　Ross H, Marshall VC, Escott ML. 72-hr canine kidney preservation without continuous perfusion. *Transplantation* 1976; 21(6):498–501.

24　Howden B, Rae D, Jablonski P, et al. Studies of renal preservation using a rat kidney transplant model. Evaluation of citrate flushing. *Transplantation* 1983; 35(4):311–14.

25 Lam FT, Mavor AI, Potts DJ, et al. Improved 72-hour renal preservation with phosphate-buffered sucrose. *Transplantation* 1989; 47:767–71.

26 Wahlberg JA, Love R, Landegaard L, et al. 72-hour preservation of the canine pancreas. *Transplantation* 1987; 43(1):5–8.

27 Ploeg RJ, Goossens D, McAnulty JF, et al. Successful 72-hour cold storage of dog kidneys with UW solution. *Transplantation* 1988; 46(2):191–6.

28 Jamieson NV, Sundberg R, Lindell S, et al. Preservation of the canine liver for 24–48 hours using simple cold storage with UW solution. *Transplantation* 1988; 46(4):517–22.

29 Ploeg RJ, van Bockel JH, Langendijk PT, et al. Effect of preservation solution on results of cadaveric kidney transplantation. The European Multicentre Study Group. *Lancet* 1992; 340:129–37.

30 Bretschneider HJ. Myocardial protection. *Thorac Cardiovasc Surg* 1980; 28:295–302.

31 Hoelscher M, Groenewoud AF. Current status of the HTK solution of Bretschneider in organ preservation. *Transplant Proc* 1991; 23(5):2334–7.

32 Gubernatis G, Dietl KH, Kemnitz J, et al. Extended cold preservation time (20 hours 20 minutes) of a human liver graft by using cardioplegic HTK solution. *Transplant Proc* 1991; 23(5):2408–9.

33 Steininger R, Roth E, Holzmueller P, et al. Comparison of HTK- and UW-solution for liver preservation tested in an orthotopic liver transplantation model in the pig. *Transplant Int* 1992; 5 Suppl 1:S403–7.

34 De Boer J, De Meester J, Smits JM, et al. Eurotransplant randomized multicenter kidney graft preservation study comparing HTK with UW and Euro-Collins. *Transplant Int* 1999; 12(6):447–53.

35 Wight JP, Chilcott JB, Holmes MW, et al. Pulsatile machine perfusion vs. cold storage of kidneys for transplantation: a rapid and systematic review. *Clin Transplant* 2003; 17:293–307.

36 Moers C, Smits JM, Maathuis MH, et al. Machine perfusion or cold storage in deceased-donor kidney transplantation. *N Engl J Med* 2009; 360(1):7–19.

37 Jochmans I, Moers C, Smits JM, et al. Machine perfusion versus cold storage for the preservation of kidneys donated after cardiac death: a multicenter, randomized, controlled trial. *Ann Surg* 2010; 252(5):756–64.

38 Treckmann J, Moers C, Smits JM, et al. Machine perfusion versus cold storage for preservation of kidneys from expanded criteria donors after brain death. *Transplant Int* 2011; 24(6):548–54.

39 Gallinat A, Moers C, Treckmann J, et al. Machine perfusion versus cold storage for the preservation of kidneys from donors >65 years allocated in the Eurotransplant Senior Programme. *Nephrol Dial Transplant* 2012. Epub.

40 Jochmans I, Moers C, Smits JM, et al. The prognostic value of renal resistance during hypothermic machine perfusion of deceased donor kidneys. *Am J Transplant* 2011; 11(10):2214–20.

41 Moers C, Varnav OC, van Heurn E, et al. The value of machine perfusion perfusate biomarkers for predicting kidney transplant outcome. *Transplantation* 2010; 90(9):966–73.

42 Groen H, Moers C, Smits JM, et al. Cost-effectiveness of hypothermic machine preservation versus static cold storage in renal transplantation. *Am J Transplant* 2012; 12(7):1824–30.

43 Pienaar BH, Lindell SL, Van Gulik T, et al. Seventy-two-hour preservation of the canine liver by machine perfusion. *Transplantation* 1990; 49(2):258–60.

44 Guarrera JV, Henry SD, Samstein B, et al. Hypothermic machine preservation in human liver transplantation: the first clinical series. *Am J Transplant* 2010; 10(2):372–81.

45 Perkins JD. Risk factors for developing ischemic-type biliary lesions after liver transplantation. *Liver Transplant* 2009; 15(12):1882–7.

46 Plaats A van der, 't Hart NA, Verkerke GJ, et al. Hypothermic machine preservation in liver transplantation revisited: concepts and criteria in the new millennium. *Ann Biomed Eng* 2004; 32:623–31.

47 't Hart NA, van der Plaats A, Faber A, et al. Oxygenation during hypothermic rat liver preservation: an in vitro slice study to demonstrate beneficial or toxic oxygenation effects. *Liver Transplant* 2005; 11(11):1403–11.

48 Van der Plaats A, Maathuis MH, 't Hart NA, et al. The Groningen hypothermic liver perfusion pump: functional evaluation of a new machine perfusion system. *Ann Biomed Eng* 2006; 34(12):1924–34.

49 Fondevila C, Hessheimer AJ, Maathuis MH, et al. Hypothermic oxygenated machine perfusion in porcine donation after circulatory determination of death. *Transplantation* 2012; 94(1):22–9.

50 Fondevila C, Hessheimer AJ, Maathuis MH, et al. Superior preservation of DCD livers with continuous normothermic perfusion. *Ann Surg* 2011; 254(6):1000–7.

51 Reddy SP, Bhattacharjya S, Maniakin N, et al. Preservation of porcine non-heart-beating donor livers by sequential cold storage and warm perfusion. *Transplantation* 2004; 77(9):1328–32.

52 Reddy S, Greenwood J, Maniakin N, et al. Non-heart-beating donor porcine livers: the adverse effect of cooling. *Liver Transplant* 2005; 11(1):35–8.

53 Brockmann J, Reddy S, Coussios C, et al. Normothermic perfusion: a new paradigm for organ preservation. *Ann Surg* 2009; 250(1):1–6.

54 Menasche P, Termignon JL, Pradier F, et al. Experimental evaluation of Celsior, a new heart preservation solution. *Eur J Cardiothorac Surg* 1994; 8:207–13.

55 Lee S, Huang CS, Kawamura T, et al. Histidine-tryptophan-ketoglutarate or celsior: which is more suitable for cold preservation for cardiac grafts from older donors? *Ann Thorac Surg* 2011; 91(3):755–63.

56 Karam G, Compagnon P, Hourmant M, et al. A single solution for multiple organ procurement and preservation. *Transplant Int* 2005; 18(6):657–63.

57 Ben Abdennebi H, Steghens JP, Hadj-Aissa A, et al.

A preservation solution with polyethylene glycol and calcium: a possible multiorgan liquid. *Transplant Int* 2002; 15:348–54.

58 O'Callaghan JM, Knight SR, Morgan RD, et al. Preservation solutions for static cold storage of kidney allografts: a systematic review and meta-analysis. *Am J Transplant* 2012; 12(4):896–906.

第 3 章

脑干死亡器官供体的管理

Neil Young, Dermot McKeown

如果不进行治疗，即使继续维持通气，脑死亡后短时内出现的病理学变化也会导致病情迅速恶化及心搏停止[1,2]。病理学变化的时间及速度各不相同，但仍然有可缓解或逆转的可预测的紊乱[3]。

尽管早期病情恶化不显著，脑干死亡所引发的复杂的系统性改变仍需要继续治疗以阻止器官损害及衰竭[4,5,6]。

有效的器官供体管理（ODM）可以在获取手术实施之前降低供体的死亡数量，维持或改善器官功能，从而允许非紧急的、有计划的器官获取[7,8,9,10,11,12]。

为保证所有可能的器官在移植后获得满意的结果，必须从脑干死亡至器官获取及保存期间对供体进行积极的处理。腹部器官及其他器官获取团队之间哪个优先不应存在争议，因为证据证明好的 ODM 可以使所有器官均受益[7,8,13]。

与脑干死亡相关的生理学变化

在脑干死亡之前已经出现颅内压的升高。随着颅内压的升高，会出现动脉压代偿性升高，以恢复髓质的血供——Cushing 反射。这可以导致动脉压力感受器兴奋以及迷走神经调节下的心动过缓。伴随脑干死亡，会出现一段时期广泛的病理性血管收缩以及心动过速（儿茶酚胺暴发）。尤其在颅内压迅速升高的病例

中，儿茶酚胺水平会明显升高。这一暴发后会出现血管紧张性下降以及低血压。如果此时呼吸未得以控制，呼吸停止、低氧血症以及心搏停止会随之发生。

在脑干死亡即刻采取的治疗将会大大地改变上述的变化。治疗目的在于维持颅内压升高时的脑灌注压、适当脱水以及血管收缩。显然，这些对于随后的 ODM 将会产生较大的影响。

> 脑死亡临近的生理学变化是由机体试图恢复脑灌注所引起的。

器官损害

器官损害的原因：

- ●脑干死亡时的直接器官损害。
- ●脑干死亡诱发的全身性变化。
- ●ODM 过程中不能恰当地采取急救措施来减缓变化将导致器官损害。

脑干死亡时心血管系统的变化是导致直接器官损伤的原因。儿茶酚胺水平的异常升高、体循环血管阻力升高以及血管收缩致使血容量中心性再分布。左及右心血管压力升高以及升高的后负荷可能导致供体急性心脏损害。升高的静水压以及升高的毛细血管渗透性可能导致急性肺水肿的发生[5,6,14,15]。

这些变化可能迅速且严重，但维持时间

较短。

紧随儿茶酚胺暴发后，会发生心肌损害、血管扩张以及低血压，如果此时不给予积极治疗，将会导致包括心脏在内所有器官的低灌注。不受控制的血管扩张会加速热损耗以及低体温。

脑干死亡也伴有应激性炎性反应、前炎性细胞因子水平升高以及靶器官受体上调。尽管这一反应可能与创伤或病情危重相关，但脑干死亡本身也可能会诱发这一反应。脑干死亡相关的生理学变化会使炎性反应持续增大[16,17,18]。

这可影响供体的所有器官，并对器官造成严重损害，因此导致受体移植物功能低下并使移植物功能丧失的风险增加。

内分泌系统的变化各不相同。脑垂体后叶功能通常丧失，导致中枢性尿崩症的出现，而脑垂体前叶功能可能会保留或仅有部分丧失。甲状腺激素水平的下降可能导致某些供体心脏功能下降以及多数器官灌注的下降。类固醇激素的应用可能进一步导致胰岛素水平的下降以及高血糖症。

未对供体进行积极的支持以恢复生理以及维持稳定状态，可导致供体心搏停止所致死亡率升高、移植器官减少以及移植后器官功能的损害。ODM 是一种为了从供体获得最多的器官及最好的器官功能所采取的复杂的干预手段。器官供体管理中的各项措施都是在考虑了试验和临床观察结果之后发展起来的。

取得并维持供体的稳定便可以进行非紧急性器官获取。通过对供体的管理，早期那些不可用的器官可以得到改善，并成为可供移植的器官。尽管脑干死亡的过程对移植后器官的功能会产生不利影响[19]，但有证据表明，正确的供体管理可以减弱这一影响，并可改善移植后效果[10,12,21]。

> 如不进行治疗，脑干死亡后的生理学变化会导致心肺骤停以及器官丧失。

临床管理以及指南的应用

早期指南

在应用脑干死亡而有心跳的供体进行移植的早期研究中发现，不能达到生理学相对正常数值可导致供体病情恶化以及心搏停止。因此要把使供体各项指标维持于正常范围之内设定为治疗的目标，并应用标准化的危重症治疗技术来达到此目的。

早期便于记忆的治疗目标是"100 原则"[22]：

- 收缩压>100mmHg；
- 尿量>100mL/h；
- PaO_2>100mmHg；
- 血红蛋白浓度>100g/L。

> 现今的一组生理学目标示例可从加拿大供体与移植委员会查到[23]，包括：
> - 收缩压>100mmHg 和（或）平均动脉压>70mmHg；
> - 收缩压<160mmHg 和（或）平均动脉压<90mmHg；
> - 中心静脉压 6~10mmHg；
> - 体温 36℃~37.5℃；
> - 尿量>60mL/h；
> - 混合静脉血氧饱和度>60%。

标准化及推广应用

如"100 原则"这样的治疗目标已被广泛采纳，为达到这些目标所推荐的治疗指南也得到人们的支持。在美国移植界更广泛的需要促成了第一个器官共享联合网络(United Network for Organ Sharing, UNOS)临床关键路径的采用，提供了治疗目标及为此所推荐的治疗方法。

一项试验性研究显示，虽然所获取及移植的器官数量确有所增加，但这些数据并没有统计学意义。对一些很少做供体捐献的小医院应用标准化路径尤其表现出较大优势。

此后经过讨论一致同意对路径进行修改，以及增加一组称为"激素复苏"的治疗，使从供体获取可供移植的器官的机会明显增加，但在这一阶段，ODM 的强度也有所增加[24]。引进好的标准 ODM 常使器官及移植手术数量增加，尽管这是以历史对照组作为参考的。当兢兢业业的医务人员积极应用后，效果可以非常显著[7,8,12]。

> 有效的 ODM 可以使移植器官数量增加。

脑干死亡供体管理的应用建议

该建议是经过对脑干死亡器官供体处理的实践，并回顾国际性指南而产生的。其假定脑干死亡已正确诊断并记录在案。不同地域有其不同的治疗方法及指南，而总体原则是不变且适用的。从 ODM 随机对照试验中可寻的证据是有限的，但随着基本治疗的标准化，其有望得以积累[25]。参考文献中详列了许多文献提供的建议指南。

初期评估及处理

有效的 ODM 有赖于医生及护士的重症护理技能，而且应在相应的环境支持下进行，如重症监护病房(ICU)或类似的设施。家庭成员常常陪护在患者身边，而且在这种艰难时刻能与家属进行感情交流的有经验的医护人员也是必不可少的。

在较小型的医院，ICU 中进行脑干死亡供体的收治与管理并不常见[26]。需要与重症监护医务人员交流并强调优化 ODM 可以对受体产生更佳的效果。在这些单位的医务人员一般将会乐于接受指南的应用以及与供体获取单位进行交流的机会。

快速回顾患者病历及脑干死亡之前的临床信息是非常必要的。重点关注液体平衡、心血管状态以及最近的器官功能状态证据，以便了解是否需紧急治疗。应获得供体目前的检查结果或者进行再次检查，以加强与供体获取团队之间的有益讨论。先前旨在最大化脑灌注压的治疗目标常常需立刻进行修正——通常是为了减少血管活性药物支持。再次审查当前的治疗，并停用不必要的药物和治疗手段。

> 甲基强的松龙用于降低供体炎性反应，在随机研究中已证实对肺及肝脏移植是有益的，通常在捐献计划确立后应立即应用[11,27,28]。

很多潜在的供体应提早进行广泛监护，而有创性心血管系统的监测无疑是在最低限度上所必需的，可以提供较多潜在的益处(表 3-1)。

有效的 ODM 疗程通常也包括心输出量的监测。应用这些标准技术常可获得较好的效果。

下丘脑体温控制功能的丧失，以及与心血管变化相关的外周血管扩张促使热损耗增加，从而导致低体温。这一状况可能因无法降低热量散失以及输入大量冷液体而加剧。低体温会影响心血管功能、凝血功能，并增加对败血症的敏感性。因此在获取手术进行之前，需监测核心体温，应用强制空气加温法等更积极的方式来维持供者体温在正常状态。

供体初期评估及处理总结
- 患者需在重症监护区进行治疗。
- 回顾病历、记录以及病例表。
- 把生理学目标转变为更正常的值。
- 应用既定的 ODM 目标。
- 确保应用有创性监测。
- 避免低体温：加温设施。
- 甲基强的松龙 15mg/kg。

呼吸系统治疗

有效的 ODM 可以产生更多可供移植的肺

表 3-1 血流动力学监护的益处

动脉内监测	中心静脉监测	心输出量监测
定期采血	给予药物	使液体复苏针对每搏输出量进行调整
快速评价静脉内输液的效果	右心房压力监测	对应用强心药时心输出量的变化进行监测
精确调整血管活性药物的应用	评价氧输送的合适度（通过中心静脉氧含量进行测量）	目前很多技术的有创性已最小化

脏[29]。关键措施包括避免由于过大容积或过高压力、肺单元的反复膨胀和萎陷引起肺损伤，以及避免过多液体输注。患者应处于床头抬高位以减少肺的误吸，气管插管的气囊可以充至较常规更大的压力以保证较好的封闭性。

现代化连续性重症监护机械通气治疗方法提倡潮气量为 6~8mL/kg 以及吸气压力小于 30cmH_2O。传统指南推荐应用的高潮气量为 10~15mL/kg。低潮气量联合规律的肺复张技术旨在使萎陷的肺脏开放并保持其开放状态，以提高氧合，降低对氧需求。在窒息试验后、气管内吸痰后或与呼吸机断开后，肺复张技术尤其重要[4,5,30]。

甲基强的松龙的应用可以减少肺水的积聚，增加可供移植的肺脏数量，同时有利于其他器官。

> 作为有效 ODM 一部分，限制过多液体输注有利于所获取的胸腔器官的功能，同时对腹部器官功能无不利影响[8,13]。

呼吸系统治疗的总结

- 患者床头抬高 30°。
- 限制潮气量至 6~8mL/kg（预测体重）。
- 限制吸气平台压至<30cmH_2O。
- 避免体内氧过多。
- 保守性液体输注策略。

心血管治疗

临近脑干死亡期的病情变化是快速及剧烈的，对这一阶段的治疗也是充满挑战性的。根据这一动态变化的循环状态，需尝试应用短效药物。如果这一阶段的治疗有效，则会产生更多可供移植的心脏[31]。

接下来会发展为持续的血管扩张以及与之相关的低容量综合征。各种途径的液体丢失可能会加重这一症状，例如常发生的中枢性尿崩症。

不能快速稳定心血管系统将会导致病情加重以及心脏骤停。快速恢复有效的循环容量而避免容量过负荷是第一要务。根据血清电解质水平，以及先前和目前的液体丢失量选择补液种类及补液量，但初期给予晶体液，如乳酸林格液以及 0.9% 生理盐水，也是合适的。若需继续补液，平衡类晶体液优于 0.9% 生理盐水，可以避免出现高氯血症，同时胶体也是可以选用的。大量应用淀粉类溶液可伴发移植肾功能恢复延迟。如果血管紧张度受损，同时应用血管加压药物恢复血管紧张度是有益的。

> 维持足够的血管内容量同时避免肺血管外多余水分的积聚，二者之间的平衡是较为困难的。

已有证据证实，如果供体表现出液体反应

性,并在快速补液后更加稳定,血中细胞因子会随之下降。恢复足够的血管内容量会产生更多可供移植的器官,植入后器官功能恢复也将更佳[32]。

可以通过输注儿茶酚胺类药物,如去甲肾上腺素或多巴胺来使血管收缩并恢复血管紧张度。当血管内容量得以补充,儿茶酚胺类药物剂量通常可以相应减少。尽管儿茶酚胺类药物的应用在很多 ODM 诊疗流程中较为广泛,但大剂量应用会导致所移植的心脏功能降低。加压素可恢复血管紧张度,并减少儿茶酚胺的用量。

> 加压素是"激素复苏"策略中的一部分。

心输出量的监测对于指导供体尤其是胸腔器官捐献供体的心血管治疗至关重要。选择何种技术应根据当地的医院经验以及设备决定。心胸供体小组常应用肺动脉导管,但目前在综合 ICU 中已不常应用。现今综合 ICU 中较常应用的创伤更小的心输出量监测方法,包括经食管多普勒监测以及对动脉波形进行分析的策略。

超声心动图有利于显示心脏任何结构上移植禁忌证(心室肥大或瓣膜损伤)。心脏供体不应仅仅因为一次评价显示功能不良而被排除,因为经过 ODM 心脏功能可能得以改善,需再次进行评价。

心血管治疗总结

低血压、收缩压随呼吸而变化、代谢性酸中毒、高乳酸血症以及低 CVP 均提示有效循环血量不足。

● 快速静脉滴注温平衡液或 0.9% 氯化钠常是首选治疗方法。

● 如果需反复输液,应考虑应用胶体或血液。

● 如果血管紧张度不足,考虑输注一种儿茶酚胺类药物或加压素。

● 心输出量监测有助于指导心血管治疗。

● 心脏功能低下可能对激素复苏有效,或需应用强心药物。

激素变化

脑死亡供者中垂体后叶功能通常会丧失,而对前叶功能的影响各有不同。患者常发展为中枢性尿崩症,此时可能需应用去氨加压素(DDAVP)或加压素,这在与心血管治疗及水电解质管理相关的段落中有所描述。

动物研究已发现,脑死亡后甲状腺激素会有明显变化,当将其作为有效 ODM 治疗的一部分时,心脏功能会得以改善。当包含 T3 或 T4、血管加压素以及甲基强的松龙的激素复苏方案引入临床实践时,将会获得更多可供移植的器官。随着积极 ODM 的越来越普遍,而随机研究并未显示出明显效果,尤其是使用甲状腺补充剂并没有看到额外的效果,因此这一用法受到了质疑。目前很多指南仅仅推荐甲状腺激素应用于心功能低下患者,尽管应用后几乎不会带来风险。

> 激素治疗常包括甲基强的松龙、甲状腺激素、加压素或去氨加压素以及胰岛素。

由于胰岛素水平低下,病情危重以及激素的应用,血糖水平常很高。

> 推荐静脉内应用短效胰岛素来维持血糖正常。

水电解质管理

严密的综合 ICU 水电解质管理应继续进行。已有的肠内营养需继续给予。当患者出现多尿以及血浆钠浓度升高时,需怀疑常见的中枢性尿崩症。对于这部分患者需特殊处理,立即应用去氨加压素。加压素对肾功能的影响较小,但作为心血管治疗或"激素复苏"治疗中的一部分时,有附加的治疗中枢性尿崩症的作用。推荐静脉滴注低渗液体以恢复正常血钠水平。高钠血症已显示出与移植术后器官功能不良相关,是 ODM 不良的标志。

出血及凝血

凝血紊乱可能与供体病理状态或坏死脑组织释放活性底物有关。在获取手术前需对活动性出血进行治疗。凝血功能检测,包括血栓弹力图可能有助于选择治疗方法。

输血指征与任何 ICU 患者相同。如有需要,立即准备合适的交叉配型血以备供体手术。

手术室内的生理学支持

多器官供体获取手术,即使不包括胸部器官的获取,也常包括剖腹手术并扩展至胸骨切开术。对于任何重要的体腔手术,都可能出现大量血液丢失以及低体温。器官获取术中可能出现显著的心血管系统不稳定,常需输注血管活性药物。围术期 ODM 治疗目标是维持术中稳定,以使获取手术有条不紊地进行,从而优化器官功能。

> 在转往手术室过程中以及在手术室中,ODM 必须由有经验的麻醉师继续进行。

器官获取手术过程与其他任何重要的手术过程处理相似。需要实施手术安全检查(需适当进行修改)。团队之间的术前交流尤其重要,因为在很多医院,这并不是常见的手术,而且可能会有很多手术小组。随时与麻醉或重症监护团队描述手术过程以及对患者可能造成的影响。

> 麻醉团队与手术团队之间对手术难度进行早期交流可以降低急诊或仓促获取手术的必要。

动脉监测的理想位置是上肢,以避免主动脉远端结扎后对动脉失去监测,而可靠的大口径静脉通路应置于右臂或中心静脉(非股静脉)。术中需继续进行主动加温治疗,因为获取手术的持续时间是不确定的。静脉内输液需加温处理,血及血制品随时可用。

> 必须确保充分的肌肉松弛,因为反射运动可能不自主发生。

脊髓反射调节下心血管系统改变可能因手术刺激而诱发,可能需血管活性药物治疗。因为已经发生脑死亡,无需给予麻醉。部分获取团队术中应用挥发性麻醉药物以控制高血压,同时可能对获取器官产生有利影响,尽管并无证据证明这一作用。

药物应用间的协调是非常重要的,尤其是肝素。获取团队应熟练掌握腹部以及胸部灌注技术。

术中支持治疗总结
- 手术室中有经验的麻醉支持是必要的。
- 制订一份术前手术安全检查方案。
- 继续术中 ODM。
- 团队之间良好的交流非常重要。

实施与效果

供体需求量的增加已经迫使战略战术的发展,产生多系统间的变化,以提高移植后的效果。包括:

●提高公众对捐献的意识及增加注册捐献者的数量。

●潜在捐献者的早期发现与转介。

●及时诊断脑死亡。

●有效的 ODM。

●器官获取及保存。

与历史对照相比,这些策略已被证实是有效的。更多的有关供体管理的循证指南有促进未来进一步改善的潜力(表 3-2)。

指南的进一步研究及发展

目前的指南在某种程度上是有效的,但确定每一部分的有效性较为困难。这样的研究难以实施,供体的数量并不多,但最近已有研究证实:肺保护性通气策略的应用或液体反应性供体充分复苏对移植后效果将会产生更好的影响。

研究的实施将面临伦理以及实践的巨大挑战,但有助于受体预后的大大改善。

表 3-2 脑干死亡前后发生的生理学变化总结以及推荐的干预措施

生理学变化	干预举例
高血压,儿茶酚胺暴发	硝普钠,艾司洛尔
儿茶酚胺暴发后的血管扩张	去甲肾上腺素或加压素对血压的支持,体外加温设备
儿茶酚胺暴发后的心肌抑制	心输出量监测,强心药物如肾上腺素或多巴胺
呼吸停止	肺保护性机械通气,维持吸气平台压 <$30cmH_2O$
垂体后叶功能丧失	低血压时输注加压素,发展为中枢性尿崩症时应用去氨加压素
垂体前叶功能丧失	静脉输注左旋甲状腺素以及甲基强的松龙

关键实践点

●在重症监护环境下与重症医学同事共同对供体进行治疗。

●应用肺保护性通气。

●液体平衡较难调控,最好通过监测心输出量进行指导。

●激素复苏应作为当地治疗方案的一部分。

●获取过程中良好的围术期交流是非常重要的。

●以积极的器官供体管理获得生理学目标,必然会产生更多可供移植的高质量及高标准的器官。

(李娜 于立新 译)

参考文献

1 Mackersie R, Bronsther O, Shackford S. Organ procurement in patients with fatal head injuries. The fate of the potential donor. *Ann Surg* 1991; 213(2):143–50.

2 Nygaard C, Townsend RN, Diamond DL. Organ donor management and organ outcome: a 6-year review from a level I trauma center. *J Trauma* 1990; 30(6):728–32.

3 Smith M. Physiologic changes during brain stem death – lessons for management of the organ donor. *J Heart Lung Transplant* 2004; 23(9 Suppl):S217–22.

4 Dictus C, Vienenkoetter B, Esmaeilzadeh M, et al. Critical care management of potential organ donors: our current standard. *Clin Transplant* 2009; 23(Suppl 21):2–9.

5 Bugge J. Brain death and its implications for management of the potential organ donor. *Acta Anaesthesiol Scand* 2009; 53:1239–50.

6 Belzberg H, Shoemaker WC, Wo CCJ, et al. Hemodynamic and oxygen transport patterns after head trauma and brain death: implications for management of the organ donor. *J Trauma* 2007; 63(5):1032–42.

7 Singbartl K, Murugan R, Kaynar A, et al. Intensivist-led management of brain-dead donors is associated with an increase in organ recovery for transplantation. *Am J Transplant* 2011; 11:1–5.

8 Franklin GA, Santos AP, Smith JW, et al. Optimization of donor management goals yields increased organ use. *Am Surg* 2010; 76(6):587–94.

9 Klein A, Messersmith E, Ratner L, et al. Organ donation and utilization in the United States, 1999–2008. *Am J Transplant* 2010; 10(4 p 2):973–86.

10 Inaba K, Branco BC, Lam L, et al. Organ donation and time to procurement: late is not too late. *J Trauma* 2010; 68(6):1362–6.

11 Venkateswaran RV, Patchell VB, Wilson IC, et al. Early donor management increases the retrieval rate of lungs for transplantation. *Ann Thorac Surg* 2008; 85(1):278–86.

12 Salim A, Velmahos GC, Brown C, et al. Aggressive organ donor management significantly increases the number of organs available for transplantation. *J Trauma* 2005; 58(5):991–4.

13 Miñambres E, Rodrigo E, Ballesteros MA, et al. Impact of restrictive fluid balance focused to increase lung procurement on renal function after kidney transplantation. *Nephrol Dial Transplant* 2010; 25(7):2352–6.

14 Marthol H, Intravooth T, Bardutzky J, et al. Sympathetic cardiovascular hyperactivity precedes brain death. *Clin Auton Res* 2010; 20(6):363–9.

15 Novitzky D, Cooper DKC, Rosendale JD, et al. Hormonal therapy of the brain-dead organ donor: experimental and clinical studies. *Transplantation* 2006; 82(11):1396–401.

16 Ilmakunnas M, Höckerstedt K, Mäkiasalo H, et al. Hepatic IL-8 release during graft procurement is associated with impaired graft function after human liver transplantation. *Clin Transplant* 2010; 24:29–35.

17 Barklin A. Systemic inflammation in the brain-dead organ donor. *Acta Anaesthesiol Scand* 2009; 53(4):425–35.

18 Murugan R, Venkataraman R, Wahed AS, et al. Increased plasma interleukin-6 in donors is associated with lower recipient hospital-free survival after cadaveric organ transplantation. *Crit Care Med* 2008; 36(6):1810–16.

19 Cantin B, Kwok BWK, Chan MCY, et al. The impact of brain death on survival after heart transplantation: time is of the essence. *Transplantation* 2003; 76(9):1275–9.

20 Nijboer WN, Moers C, Leuvenink H, et al. How important is the duration of the brain death period for the outcome in kidney transplantation? *Transplant Int* 2011; 24(1):14–20.

21 Wauters S, Verleden GM, Belmans A, et al. Donor cause of brain death and related time intervals: does it affect outcome after lung transplantation? *Eur J Cardio-Thor Surg* 2011; 39(4):e68–76.

22 Gelb AW, Robertson KM. Anaesthetic management of the brain dead for organ donation. *Can J Anaesth* 1990; 37(7):806–12.

23 Canadian Council for Donation and Transplantation. *Improvement Through Collaboration: A Reference Guide for Teams in Organ and Tissue Donation.* Canadian Council for Donation and Transplantation, Edmonton, 2007.

24 Rosendale JD, Kauffman HM, McBride MA, et al. Aggressive pharmacologic donor management results in more transplanted organs. *Transplantation* 2003; 75(4):482–7.

25 Feng S. Donor intervention and organ preservation: where is the science and what are the obstacles? *Am J Transplant* 2010; 10(5):1155–62.

26 Formanek M, Schöffski O. Difficulties with the organ donation process in small hospitals in Germany. *Transplant Proc* 2010; 42(5):1445–8.

27 Venkateswaran RV, Steeds RP, Quinn DW, et al. The haemodynamic effects of adjunctive hormone therapy in potential heart donors: a prospective randomized double-blind factorially designed controlled trial. *Eur Heart J* 2009; 30:1771–80.

28 Kotsch K, Ulrich F, Reutzel-Selke A, et al. Methylprednisolone therapy in deceased donors reduces inflammation in the donor liver and improves outcome after liver transplantation: a prospective randomized controlled trial. *Ann Surg* 2008; 248(6): 1042–50.

29 Snell GI, Westall GP. Donor selection and management. *Curr Opin Organ Transplant* 2009; 14(5):471–6.

30 Mascia L, Pasero D, Slutsky A, et al. Effect of a lung protective strategy for organ donors on eligibility and availability of lungs for transplantation. *JAMA* 2010; 304(23):2620–7.

31 Audibert G, Charpentier C, Seguin-Devaux C, et al. Improvement of donor myocardial function after treatment of autonomic storm during brain death. *Transplantation* 2006; 82(8):1031.

32 Murugan R, Venkataraman R, Wahed AS, et al. Preload responsiveness is associated with increased interleukin-6 and lower organ yield from brain-dead donors. *Crit Care Med* 2009; 37(8):2387–93.

第 **4** 章

多器官获取

Gabriel C. Oniscu

引言

器官获取机构的组织安排多种多样,在有些地方就是移植部门的一部分,一个团队同时负责器官获取和移植手术;在更多的国家则已逐渐独立于移植部门,目的是节约时间,及早开始捐献手术,避免不必要的耽搁和医务人员长途跋涉。在有明确的区域划分的地区,器官获取部门与主管捐献的部门密切合作使捐献过程更顺利。一个成熟的多器官获取团队有明确的工作流程,并与器官协调网络密切合作,确保供者能获得理想的管理和器官获取。

获取技术标准化可增加器官使用率,特别是在较广的地域范围内分配器官时。不同的器官获取团队在器官切取顺序、冷保存液的类型和用量上还有一些差异,不过越来越多的证据表明这些操作步骤的差异将逐渐趋于相同。

获取团队

首先团队应熟悉获取地的法律规定。
团队结构包括:
- 腹部手术主刀医师(受过腹部各器官切取的严格训练);
- 手术助手;
- 手术护士;

- 负责灌注的医生。

有证据显示,如团队中拥有移植麻醉师,可提高供体质量并优化团队,在一些小医院有助于尽快开展手术。

后勤保障

一旦确定捐献者,捐献协调员就会立即与获取团队协调员联系,让其赶往捐献医院。通常腹部器官获取团队隶属于肝移植中心,其何时动身由肝脏捐献协调员掌握。

地方协调员负责:
- 安排往返交通;
- 把供体信息提供给获取团队;
- 通知各成员出发时间、交通方式、目的地、获取方式。

获取器官之行存在一定风险[1],因此当地的人员和国家移植机构有责任保证出行安全,并把旅途的安排标准化,另外出行人员应有人身保险[2]。

> 因为获取器官之行风险高,所以要为获取团队制订出行和保险契约。

获取前检查

到达供体医院后,团队应立即到手术室,

向当地的医务人员介绍自己，并尽快相互熟悉。应注意，在某种程度上，他们更像移植专业的使者，需根据当地医院情况开展工作。主刀医生需和捐献协调员联系，确保具备所有纸质文件及供体数据。

当供者到达手术室时，捐献医生应检查：
- 供者确认文件；
- 供者相关病史；
- 脑干死亡实验文件；
- 捐献同意书；
- 血型；
- 供体数据，包括血液学、生化实验、病毒血检测结果、肌力和通气支持。

> 仔细阅读供者病史，保证供体获取表格中数据的准确。

一旦完成术前的检查，主刀医生应组织一个简短的讨论，内容包括手术方式及各成员职责。

手术实施时，如有心胸组团队，应先就操作顺序、腔静脉引流、器官切取顺序达成一致以保证手术顺利实施。

实践证实了安全检查表的重要性，手术开始前应检查供体信息、同意书、病毒学和所要获取的器官（图 4-1）。

多数供体所在医院的麻醉医师不熟悉供体的麻醉和器官获取手术，因此主刀医生应与之沟通，保证血流动力学稳定（液体和血管活性药物支持）及麻醉医师与外科医生手术时的密切合作。

抗生素应用是术前准备的一部分。常用：
- 1~2g 苄基青霉素；
- 4g 头孢噻肟；
- 160mg 庆大霉素。

长期低血压对供体质量有损害。一旦出现此类情况应快速实施获取手术（迅速建立灌注通路并灌注冷保存液），以确保成功获取所有器官。

主刀医生还要负责与接收器官的外科医生沟通术中所见。

脑死亡供体的多器官获取技术

不同的器官获取技术

已知有多种类型获取技术，尽管原则相同，但仍存在几点显著差别。

常温/低冷切取

获取过程包括两个阶段：腹主动脉灌注前阶段（常温阶段）、循环停止后冷灌注阶段（低温阶段）。器官移植初期，多在常温下切取器官，尽管手术时间太长，但由于短时间的低温阶段[3]，因而可以减小器官复温的风险。但常温下动脉血供中断会损害器官，以至于使其无法移植。

快速切取技术（低温获取后原位灌注）可缩短手术时间[4]，减少了器官损伤的发生率，改善了器官功能。

> 低温切取的恢复时间短而且器官功能更好。

而低温时正确地确认血管位置需长时间的实践。因此外科医生都努力提高其经验和技巧。

> 常温与低温切取的平衡取决于外科医生水平和供体血流动力学稳定性。

单一/二重灌注

有证据表明，DBD 供体多器官获取时，单一主动脉灌注，相比于动脉/门脉双重灌注，其肝脏质量与之相当，其胰腺和小肠移植物质量更好[6]。而双重灌注仍是心脏死亡供体的标准获取技术，能快速冷却肝脏，减少 PNF 风险。

> 单一主动脉灌注是多器官 DBD 恢复的标准方式。

外科安全检查表	血液与移植	**NHS**

患者信息		
患者名		
患者姓		
出生日期		
住院号		

时 间	
地 点	
手术室号	
主刀医生	
方 式	DBD　　DCD　　取眼球

外科手术停止
外科手术开始前
人员与团队口头确认

请将所有空栏填写完整

以下信息手术前应全体成员予以确认
各成员是否介绍他们的名字和职责

	是	否	

	是	否	N/A
姓名腕带			
脑干死亡实验			
授权			
患者同意书			
供体血型			
病理结果			
病毒学结果			
供体关键信息			
医疗记录回顾			
妊娠实验			
是否有植入物			
描述			
过敏史			
描述			
影像资料			

请将所有空栏填写完整

主刀医生姓名	
签字	

捐献护士姓名	
签字	

图 4-1　外科安全检查表(SN-OD,器官捐献中专家护理)

原位与离体肝脏劈离

劈肝技术在其他章节有专门介绍,需强调的是任何一种技术都有人赞同,有人反对,还没形成一致的方法。还需要关注的是原位肝脏劈离时其他器官的质量是否受影响,目前从不同中心得到的数据显示,这种方法并没有影响其他器官质量[7]。无论哪种方法,只要适合所劈离的肝脏就值得鼓励。

肝胰单独/整体切取

传统上,器官是按一定顺序(胸腔器官、肝、胰、肾)分别取出。冷灌注后手术时间延长会增加复温的风险[8],并会导致移植术后器官功能不全。另外有证据显示,腹腔内无论是血管内的还是器官表面的温度下降速度远没有想象的快,因此整块切除技术更值得推广,这可减少切取、移除时间,切取相关损伤更少,器官功能更好[9]。

> 多器官(肝/胰/小肠)获取时,整体器官切取的损伤小,而且功能好。

获取技术

尽管各种技术存在差异,但其目的都是为快速成功地获取器官,减少损伤。大多数多器官获取包括肝脏、胰腺和肾脏。本章介绍的技术也体现了这一特点。儿童器官切取和带小肠多器官获取将在专门章节中介绍。

切口

术前准备完毕后,消毒,手术单覆盖自胸骨上凹至耻骨。取正中切口,自剑突至耻骨联合切开(图4-2)。

分离肝镰状韧带和肝圆韧带 (图4-3),放置腹壁牵开器,探查腹腔有无病理改变。

腹腔器官评价

按顺序实施腹腔探查,包括肝右叶和左叶、胃、十二指肠、小肠、结直肠。女性供体应特别注意盆腔器官。打开胃结肠韧带检查胰腺,这时检查肾脏很困难,但可扪及有无块状病变,等移到修肝台后再仔细检查。

所有探查发现均应记录在案,如有腹水或腹膜炎要留取微生物学检查标本,如发现病变需取活检。供体所在医院如无值班的病理医生,移植中心应做好紧急病理检查的安排。一般来说,活检在接受肝脏的移植中心实施,结果要通报给其他接受同源器官的中心。

胸骨切开和初步胸腔暴露

探查完腹腔后充分游离镰状韧带,肝表面覆盖沙垫,以便在切开胸骨时保护肝脏。

切开气管前筋膜和胸骨上韧带,避免损伤胸骨上静脉。用手指钝性分离胸骨上下间隙,在胸骨后前纵隔处形成隧道(图4-4)。

用电锯沿中线劈开胸骨(图4-5)。这时注意先停止呼吸机通气,让肺萎陷,避免手术损伤。劈开后再继续通气,使肺复张。

如无电锯,则在胸骨后放一长镊子,保护心包。暂停通气后用G氏钢丝线锯劈开胸骨。

> 使用G氏钢丝线锯时要降低手术台,以便于锯切。用锯子时双臂要展开。胸骨切开术完成后要在切口间放一器械,以防锯子失控松掉。

切开胸骨后,轻柔地钝性分离胸膜边缘,以便放置牵开器,胸骨边缘用电凝和骨蜡止血(图4-6)。

用Finochietto牵开器逐渐牵开伤口,这时胸膜腔被打开,肺脏暴露(图4-7)。

心包用剪刀而非电刀切开,心脏用湿纱布保护。膈肌前部应切开,以便张开牵开器(图4-8)。

移动内脏和暴露血管

于肝左后方放置纱布保护内脏,靠近肝脏分离左三角韧带,以免损伤左侧肝脏和膈静脉

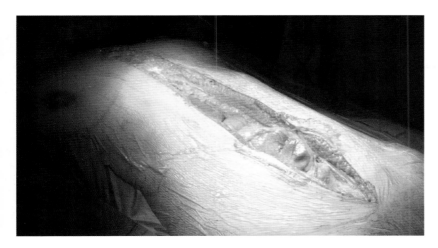

图 4-2　正中切口。

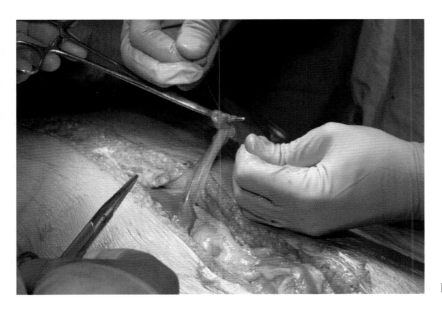

图 4-3　结扎镰状韧带。

（图 4-9）。这时就能充分检查肝脏有无异常解剖结构，探查右侧的肝十二指肠韧带内有无变异肝右动脉（ARHA），抬起左叶探查小网膜囊有无变异肝左动脉（ALHA）。打开小网膜囊，保护变异动脉。

助手向头侧牵拉小肠与盲肠（图 4-10），可暴露 Told 白线，这是分离平面的标记。肥胖患者很难找到这一标记，但还是应该花时间找到这一标记，这有助于暴露大血管。

移动结肠和小肠时（图 4-11），注意避免损伤右输尿管和睾丸血管。继续向结肠肝曲分离，移动结肠、十二指肠和胰头，暴露肝下下腔静脉。

右中脏器旋转（Cattel-Brasch 方式）（图 4-12）可暴露下腔静脉（IVC）、主动脉、右肾及输尿管和左肾静脉。内脏移动至可摸到肠系膜上动脉（SMA）起始部（在此水平上方左肾静脉跨过主动脉）。

环绕 SMA 起始部进行分离。在分离的后期发现 ARHA 时，这个操作就更有意义了。这将会有助于指引冷保存期间的血管分离。肠系膜上动脉被相当数量的淋巴组织环绕，后者需要被分离开，这样该动脉才能被识别和环绕。

分离肝右叶下部的腹膜附着处非常重要，可避免助手过度牵拉引起的包膜撕裂。

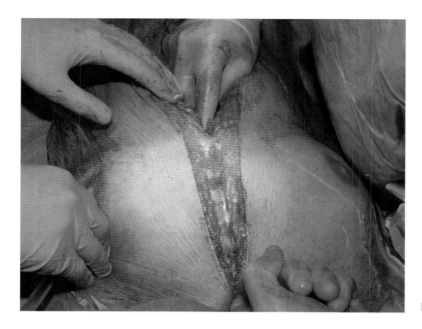

图 4-4 建立胸骨后通道。

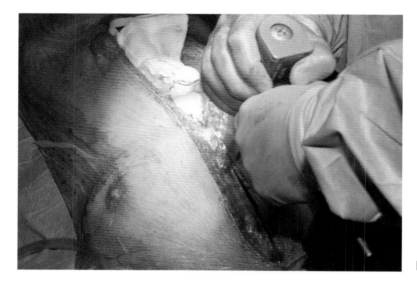

图 4-5 用电锯沿中线劈开胸骨。

游离动脉旁淋巴组织,暴露腹主动脉和髂总动脉。腹主动脉远端在分叉处以上环绕游离,注意避免腰动脉损伤。将两条粗系带松弛地绕过腹主动脉(图 4-13)。

如果肾下极动脉起自腹主动脉远端或髂总动脉,可于对侧髂总动脉插管,游离这部分髂总动脉。

多数情况下,静脉流出道开放在胸腔内,因为这并不影响胸腔器官获取。然而,腹部的下腔静脉也能用作流出道,此时应在髂血管分叉上方进行切开和流速控制,与动脉方法相似。

对血管的操作是重要的一步,在整个手术过程的早期进行,即剖腹后立刻进行,早于胸骨切开。血管处理有助于快速的冷灌注,特别是当胸骨切开存在困难(手术史)或胸腔切开后供体变得不稳定时。

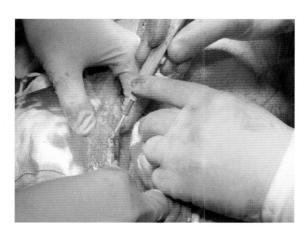

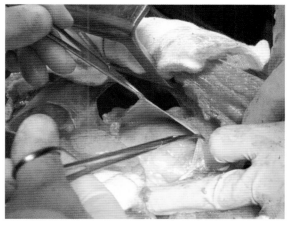

图 4-8 打开心包。

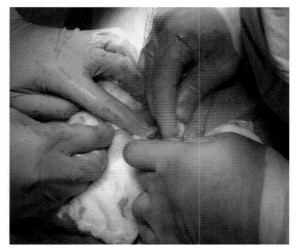

图 4-6 胸骨边缘用电凝和骨蜡止血。

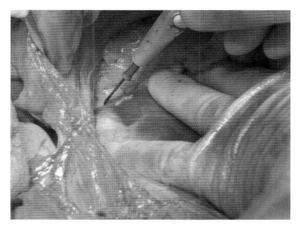

图 4-9 分离左三角韧带。

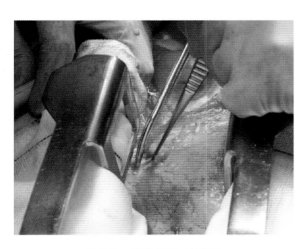

图 4-7 胸膜打开,暴露肺。

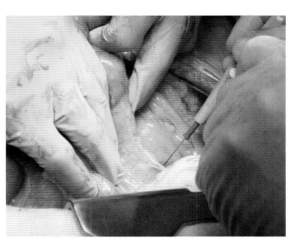

图 4-10 向头侧牵拉小肠和肠系膜。

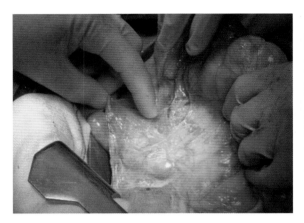

图 4-11 提起右半结肠暴露右肾。

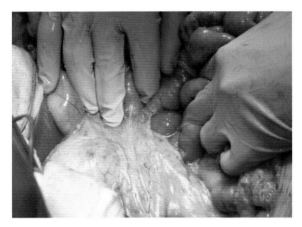

图 4-12 完成 Cattel-Brasch 移动。

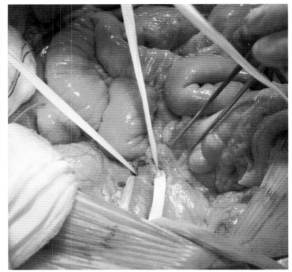

图 4-13 游离远段腹主动脉并放置两条系带。

应该彻底洗净。

一旦胆管离断后,开始从内侧寻找肝总动脉(CHA)进行肝门解剖。然后向右侧寻找胃十二指肠动脉(GDA)。向胰腺方向游离胃十二指肠动脉。肝动脉上应保留 5mm 的胃十二指肠动脉残根,用于可能存在的变异动脉的吻合。

肝总动脉在胰腺上方向腹腔干侧游离,并由助手轻轻牵开。识别脾动脉起始部,切取脾动脉 5mm,不包含脾动脉进入胰腺的部分;保留胰腺远端的动脉分支,这些分支很少来自脾动脉起始部(图 4-16)。

可以给胃十二指肠动脉和脾动脉松弛地套上血管标记,便于后期识别,但是必须确认这些标记环不影响血流。

肝门解剖时必须确定是否存在变异肝脏血管。几种血管变异都曾有描述(图 4-17)。可在门静脉的后外方遇到副肝右动脉。胆道离断后,如果在分离胆道后,首先发现门静脉(而不是肝总动脉或胃十二指肠动脉)则应怀疑是否存在来自于肠系膜上动脉的替代肝动脉。当切开小网膜时应该确认是否存在副肝左/替代肝

肝门的解剖

牵引肝脏暴露胃十二指肠韧带。在十二指肠上方 0.5cm 切开腹膜,由外向内横向分离。该处可遇到多条小静脉,应进行结扎离断。

在十二指肠上方,对胆总管进行环绕结扎并离断(图 4-14)。

不要在更高的位置上离断胆总管,以避免损伤门静脉或异常肝动脉。

开放胆囊,灌入温盐水,直至胆总管切断处冲出液体变得洁净(图 4-15)。胆汁有毒性,

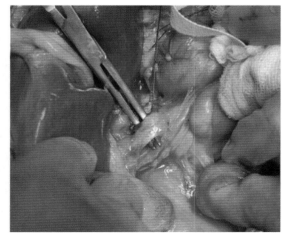

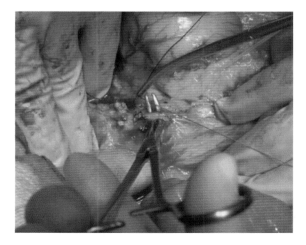

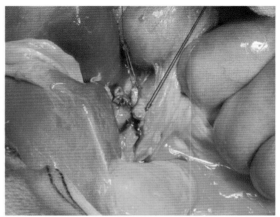

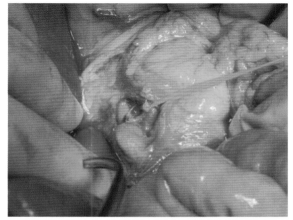

图 4-14 分离和截断胆总管。

图 4-16 确认胃十二指肠动脉和脾动脉。

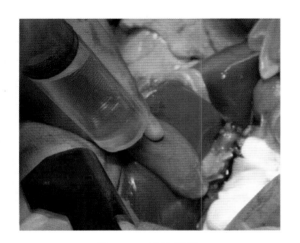

图 4-15 冲洗胆囊。

左动脉。

胰腺的评估和切取

离断胃网膜血管进入小网膜囊。游离胃窦,此处有血管弓可作为切除胰腺时胃肠近端横断部位的标记(图 4-18)。

游离足够长度的胃大弯便于检查和触摸全部胰腺。检查近端空肠,标记切断的远端空肠(图 4-19)。

在该阶段,不需要进一步分离或游离胰腺。降结肠沿 Told 线进行游离,以便暴露左肾并可放冰进行局部降温。

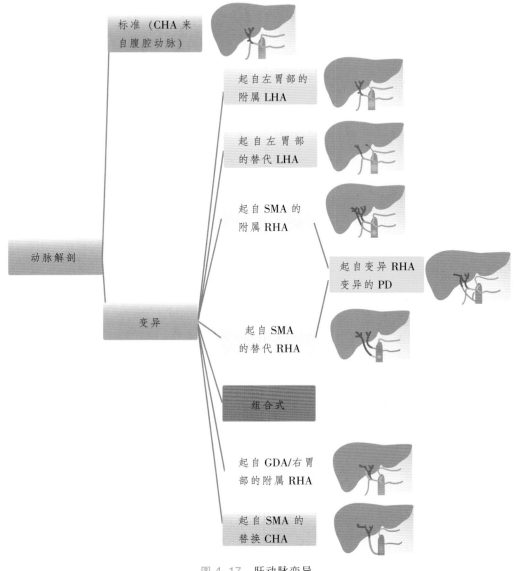

图 4-17 肝动脉变异。

腹主动脉上部的处置

牵开肝左外侧叶,可于小网膜囊触及腹主动脉上部。垂直电刀切开腹主动脉上方的膈肌脚,使用镊子牵开膈肌脚,暴露足够长度的腹主动脉,可供进行钳夹。没有必要游离腹主动脉周围,但腹主动脉侧壁应与脊柱进行分离,这样可以准确地钳夹腹主动脉。

注意进行该步骤时不要损伤食道、下腔静脉和腰动脉。

血管插管和钳闭

完成所有这些步骤并与心胸组进行讨论后,静脉给予 30 000U 肝素(300U/kg)。5 分钟后,将小肠牵向头侧,暴露腹主动脉远端。在腹主动脉分叉处使用先前放置的系带进行结扎(图 4-20)。

提起近端系带,外科医生可以用手夹住

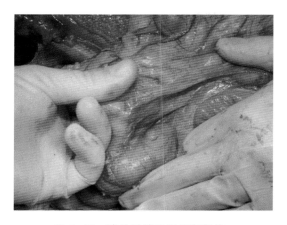

图 4-18　确认近端胃肠切断部位。

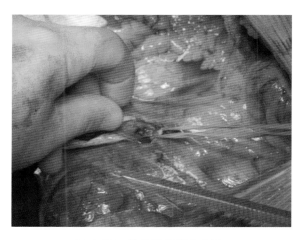

图 4-20　结扎远端腹主动脉。

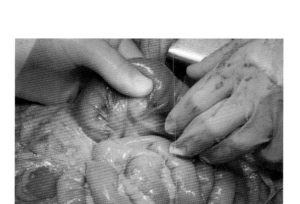

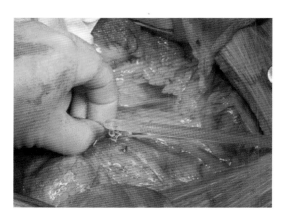

图 4-21　腹主动脉切开和插管。

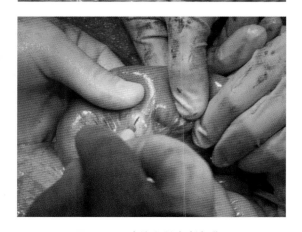

图 4-19　确认空肠离断部位。

的气泡。

　　外科医生控制住腹主动脉和插管,避免移位和大量血流丢失,助手固定插管,将其系紧。插管近端应插入在切口上方 2~3cm 处,术者应该确认插管尖端位于肾动脉起始部以下。确认插管尖端位置正确之后,用系带环绕,再次绑定插管,避免意外移位(图4-22)。

控制动脉。操作应该轻柔,特别是动脉硬化时。切开一个与所用插管尺寸相符的小切口,插入灌注管路(通常为 22Fr)(图 4-21)。插入前先对插管进行预处理,除去循环管路中

- 外科医生和助手在动脉切开前,复习一下该操作中各自的角色,以确保成功地进行插管。
- 确认插管尖端位于肾动脉起始部以下。

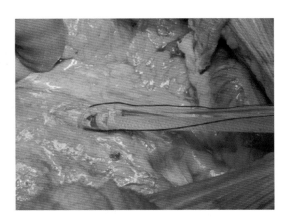

图 4-22 插管原位固定。

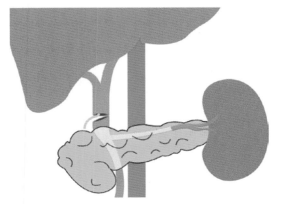

图 4-23 肝门处门静脉插管。

虽然单独动脉灌注是目前多器官 DBD 的标准方式，然而使用边缘供体或考虑进行肝脏离体劈离时应该进行门静脉灌注。

门静脉插管可通过几个途径进行：

● 肠系膜下静脉插管 提起横结肠，于 Treitz 韧带左侧暴露肠系膜下静脉，切开腹膜，切开几厘米静脉。然而考虑到静脉大小，在该处进行插管可能比较困难。而且不注意的话插管可能进入脾静脉。所以进行插管操作时，应该在肝门确认插管尖端的位置。

● 肠系膜上静脉插管 提起横结肠，同时向下牵开肠系膜。切开横结肠系膜与小肠系膜接合处的腹膜。扪及肠系膜上动脉，在其右侧分离肠系膜上静脉。如果肠系膜有大量脂肪，该插管途径会变得困难。

● 门静脉插管（图 4-23） 该途径优于前两种方法，因其避免了胰腺充血。于肝门识别门静脉，在胰腺上缘 1cm 处，环绕其分离门静脉。将系带环绕门静脉，确认插管方向朝向肝脏。一旦灌注开始，门静脉必须被彻底离断，以减少对胰腺流出的限制，避免胰腺静脉充血。

一旦主动脉插管完成，即将内脏器官恢复其解剖位置，以避免动脉闭塞或痉挛，并确保冷灌注均一。到这一步，如果 GDA 或脾动脉预置血管带，应确保其处于松弛状态，不影响血流。

与心胸小组商讨后，确定横行钳闭的时间。

> 横行钳闭之前，应检查确认冰及灌注液准备完毕，两个功能完好的吸引设备可用。

用左手将左外侧叶推到右侧，并将一个长血管钳放置到先前解剖的上腹主动脉，钳尖对着脊柱，以完全阻断主动脉血流。

将主动脉横行钳闭，并记录时间。即使心胸小组钳闭了胸主动脉，腹主动脉也应该被横行钳闭。提起心脏，锐性剪开腔静脉心房接合处，并开始驱血。同时开始主动脉灌注。

> ● 向下牵引肝脏以确保肝上 IVC 充分的长度，并避免切开 IVC 时损伤肝静脉。
> ● 在 IVC 切开之前不要开始主动脉灌注。

将冰泥放置在肝周、小网膜囊、肾周及肠系膜根部（图 4-24）。将一个吸管放置在肝上下腔静脉水平，以保持胸腔视野干净。还应将一些冰泥放置在右侧胸腔、膈上的位置，以确保肝脏均匀冷却并避免由于引流右侧胸腔血液引起的复温。

必须持续评估各器官，并检查腔静脉流出液以确保充分的灌注。如果灌注回路和液体灌流出现任何问题，手术室医生必须通知外科医生。如果发现问题，应检查主动脉以确保插管在正确的位置，确认打结是否太紧，管路有无扭结。

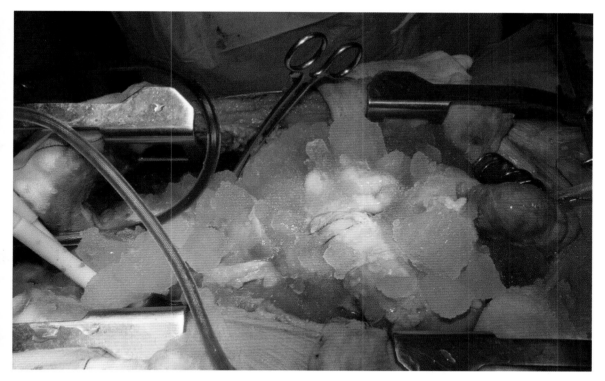

图 4-24　原位冷却。

冷灌注期间解剖

胸腔器官移除之后即开始获取腹腔器官。

肝胰整块移除

获取肝脏和胰腺最好的方法是整块移除。在等待心胸小组完成他们的获取工作的同时,采用直线切闭器(例如 GIA75)将胃窦(图 4-25)和空肠(图 4-26)在先前标记的地方切开。

胸部器官被移除后,即沿胃小弯和胃大弯充分游离胃脏,并离断胃短血管(图 4-27)。然后将充分解剖的胃脏推入胸腔以暴露胰腺和上部的腹主动脉。

然后完成横结肠和脾曲的游离,一旦主动脉灌注接近结束,即将小肠系膜切闭(图 4-28)。切闭线必须很好地避开钩突以避免损伤胰腺和其血供。然后将小肠和结肠推向患者的左髂窝。

这将使整个后腹膜暴露。解剖 IVC 并在肾静脉起始处上方离断(图 4-29)。

在此处,将左肾静脉与 IVC 离断(图 4-30)(虽然按惯例要留给静脉一个小的袖片)并向主动脉左侧解剖,以避免离断主动脉时造成损伤。

移除主动脉插管,向上剪开主动脉前壁直到 SMA 的起始处(其在热灌注阶段解剖中被鉴别并悬吊或没有悬吊)(图 4-31)。

肾动脉起始部非常接近 SMA,在这一步必须小心以避免血管损伤。

一旦辨别清楚肾动脉,即向主动脉后壁做一斜切口,将 SMA 保留在主动脉片上,并将其从肾动脉分离(图 4-32)。

在这一步,将脾脏作为牵引,游离胰尾(图 4-33)。在距离胰腺上下边缘大约 1cm 处离断脾肾韧带处以避免损伤血管包膜。可能会遇到

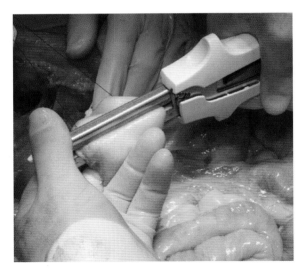

图 4-25 胃窦被切闭器关闭。

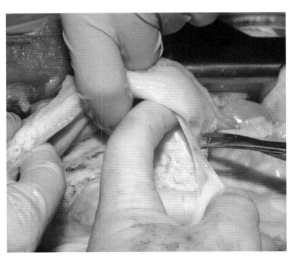

图 4-27 游离胃。

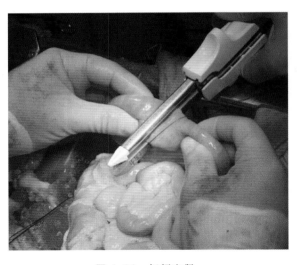

图 4-26 切闭空肠。

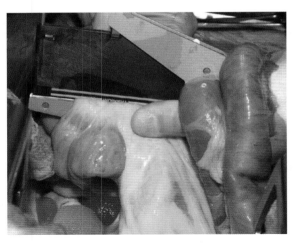

图 4-28 切闭小肠系膜。

左侧肾上腺,对于瘦的患者,如果解剖不是在持续的直视下进行,可能会损伤肾脏。

胰腺游离到主动脉左侧,并可辨别 SMA/肾动脉分离时主动脉横断的水平。然后向头侧方向解剖主动脉后壁(图 4-34)

到此,肝胰整块的下方已经完全分离。精力应转向上腹部的解剖。剪开左侧膈肌以便于靠近主动脉,在先前横行钳闭的下方游离主动脉。主动脉后壁的解剖即告完成,获得带有腹腔干和 SMA 的主动脉管道。

肝上 IVC 完全游离,并且外科医生应将食指放在肝上 IVC 以指导下一步解剖(图 4-35)。

向右侧,在 IVC 后方解剖膈肌。助手挤压肝脏以利于右侧膈肌的剪开(图 4-36)。这一阶段要求牵拉轻柔以避免包膜损伤。

然后将右叶与右肾分离(后者由助手向下牵引),最佳的解剖平面为通过肾上腺(图 4-37)。

肝胰整块移除,离断任何后方存留的牵扯带,放置于修整台冷的 UW 液中(图 4-38)。

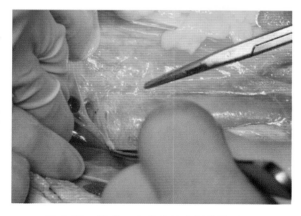

图 4-29　游离 IVC 并确认左肾静脉开口。

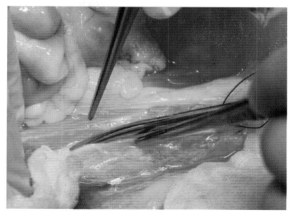

图 4-31　剪开主动脉前壁。

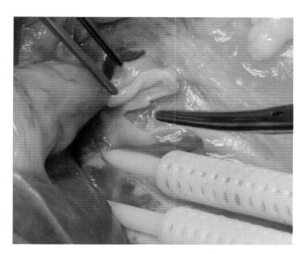

图 4-30　离断左肾静脉。

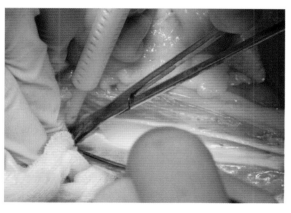

图 4-32　在肾动脉起始部斜着剪开主动脉。

肝脏和胰腺分别获取

　　肝脏和胰腺也可以分别移除。在这种情况下，第一步是原位分离肝脏和胰腺。GDA 和脾动脉在常温解剖期间已经被辨别。助手牵拉肝脏以暴露肝门，离断 GDA，在肝动脉上留下一个 5mm 的残桩。胰腺侧的 GDA 采用缝线标记并保持开放。门静脉现在已经暴露，并在胰腺上缘 10mm 处离断，标记静脉的胰腺端（图 4-39）。仔细解剖门静脉后方的组织以排除 ARHA 的存在。

　　向腹腔干方向解剖 CHA，离断脾动脉，在肝动脉上保留 5mm 的残桩，同时标记胰腺端以便于后台修整时容易辨认（图 4-40）。

　　离断胃左动脉，或者当存在 ALHA 时从胃小弯解剖胃左动脉（图 4-41）。

　　然后在腹腔干左侧垂直向下朝主动脉方向解剖。此处存在大量的淋巴组织，需要分离以暴露腹腔干起始处。建立一个主动脉片，小心避开 SMA，后者有时非常靠近腹腔干起始处。

　　大多数情况下，ARHA 起源于 SMA，靠近其在主动脉的起始处，可在常温期间识别，尤其是 SMA 被解剖并放置于带子上。在这种情况下，SMA 应在 ARHA 起始部上方朝向胰腺侧离断，将动脉片留给 SMA 和腹腔干，留给肝移植物。处理变异肝动脉的详细方案见第 6 章

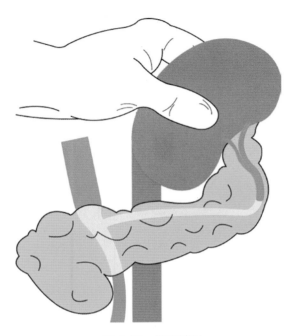

图 4-33　游离胰尾。

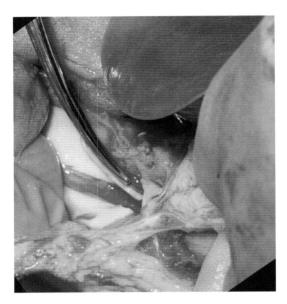

图 4-34　向头侧方向解剖主动脉后壁。

（图 6-16）。

膈肌和肝上 IVC 被剪开,如上文所述游离肝脏。此时可离断肝下 IVC。离断后部的腹膜后牵扯物,移除肝脏。

> 将一个手指置于肝上 IVC 并用左手举起肝脏和其血管结构以利于肝后解剖。

下一步按照上面描述移除胰腺。切闭胃窦、空肠和小肠系膜。主动脉在肾动脉上方离断,并且胰腺尾部被向内侧游离。将一个手指置于主动脉并将胰尾向内侧翻转,解剖主动脉后壁,离断残留的腹膜后牵扯物。然后将胰腺移入后台冷的 UW 液中。

肾脏移除

肾脏可分别或整块移除。我们的经验是分别移除肾脏。

整块移除肝胰之后,将主动脉在远端接扎线上方离断,并且在腰动脉之间剪开后壁(图 4-42)。这一步必须小心,以避免损伤可能存在的主动脉后左肾动脉。两肾的血管蒂目前已完全分离(图 4-43)。

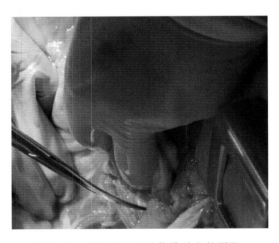

图 4-35　离断肝上下腔静脉后方的膈肌。

将右肾后方向内侧游离,要小心避免损伤血管片,在脊柱旁的肌肉中解剖,完全游离肾,仅保留与输尿管相连(图 4-44)。

输尿管解剖要保留足够的输尿管周围组织以维持血供,并且离断应尽可能向下(低于骨盆缘水平)(图 4-45)。左肾采用类似的方法解剖(图 4-46)。

两肾分别放置在后台盛有冷的 UW 液的器皿中。肾脏的侧别(左侧或右侧)应采用某种方式标记,以避免在转运到运输箱或灌注机前发生混乱。

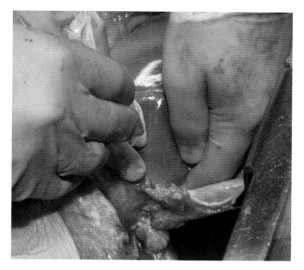

图 4-36　助手托起肝右叶以便游离。

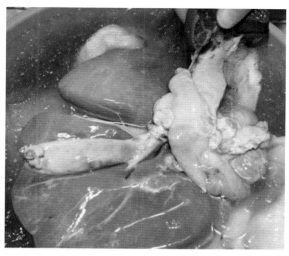

图 4-38　修整台上的肝脏胰腺。

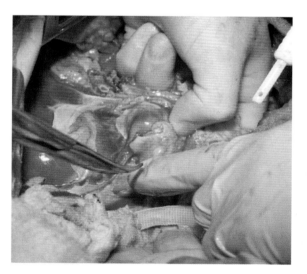

图 4-37　解剖肝右叶腔与右肾上腺分离。

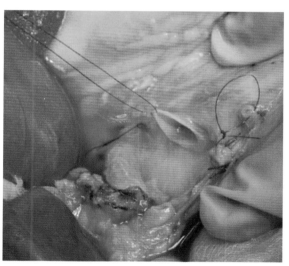

图 4-39　分离门静脉和 GDA 并标记胰尾。

额外的血管和组织

　　胰腺移植需要额外的血管,肝移植也可能需要,因而需要获取髂血管。髂动脉可整块切取,要有足够长的髂内外动脉,这一过程中要小心避免切断和牵拉损伤(图 4-47)。有时这一部分操作交给下级外科医生,而主要外科医生注意力转向打包前的器官处理。下级医生必须明确知道细致的血管获取方法和精确技术操作的重要性。

　　髂静脉也采用同样的细节整块切取(图 4-48),并在后台分离。

　　如果髂血管不合适,应获取其他血管,如颈动脉及其分支、SMA 及其一级肠系膜分支或者无名血管。

　　当需要组织配型时,需要从肠系膜解剖一些淋巴结,并且必须与脾脏样本一起被所有获取器官所共享(图 4-49)。

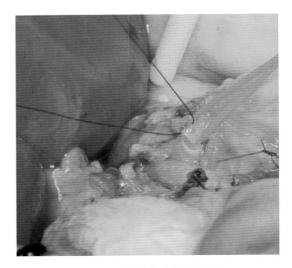

图 4-40 离断脾动脉并标记。

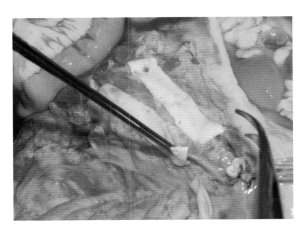

图 4-42 离断主动脉后壁。

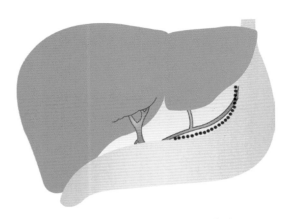

图 4-41 保留副肝左动脉的离断线。

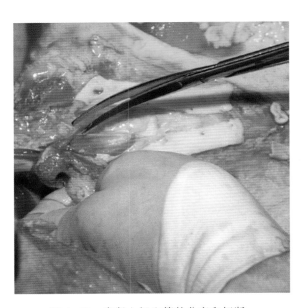

图 4-43 右肾上极血管的分离和切断。

关闭切口

当操作完成后，必须完全干燥手术野，并将液体吸走。采用人字形缝合关闭伤口，以达到良好的美容效果（图 4-50）。

灌注液体

移植小组必须备有大量灌注液体和冰冻盐水，以确保最佳的原位冷却、后台灌注和足够的打包获取器官需要。指导用量为：一次腹部多器官获取需要 10L UW 液和 10×1L 冰冻盐水。

原位灌注

关于灌注液的选择和灌注途径（门静脉和主动脉 vs 仅主动脉）方面，有大量的各不相同的实践。当前证据似乎显示，对于多器官获取，仅仅主动脉灌注 UW 液是最佳选择，提供了较好的多器官和肝脏移植物[5,6]。在肝脏—胰腺—

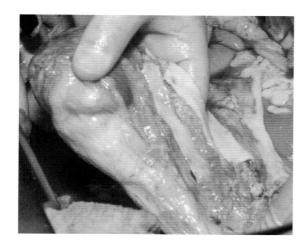

图 4-44　分离右肾至盆腔。

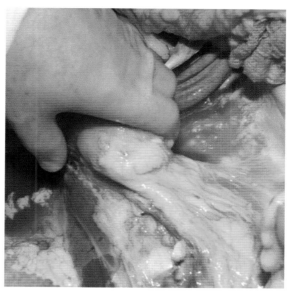

图 4-46　左肾和输尿管后壁游离。

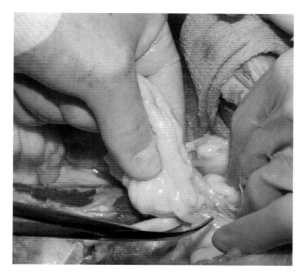

图 4-45　分离输尿管。

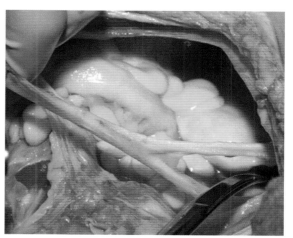

图 4-47　分离右侧髂内外动脉。

肾脏获取中大约需要 4L UW 液。最初 3L 在压力下灌注，剩下的 1L 缓慢灌注，在冷解剖阶段来保持冷的血管内环境。然而，这些液体量（表 4-1）是指导性的，需要术中评估静脉流出液来指导实际用量。

普遍共识的是，主动脉灌注应加压以获得合理的末端器官灌注。有证据表明，在肝移植中，加压灌注较少发生缺血性胆道并发症且原发性无功事件较少[10,11]。相反，加压门静脉灌注都有不利影响[12]，因此如果采用门静脉灌注，多采用重力灌注。一些中心支持低压力灌注（80~100mmHg），然而用泵压力系统却可达到较高的压力（<150mmHg）。

加压的主动脉灌注（<150mmHg）对获取器官的效果更好。

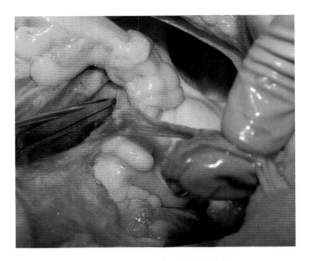

图 4-48　分离左侧髂内外动脉。

后台灌注

　　一旦所有器官放置于后台,必须进行额外的灌注(表 4-2)。这对于肝脏尤其重要,其门静脉灌注在后台进行(而不是原位)(表 4-2)。

　　在后台进行胆道灌注必须确保流出液不含胆汁。

　　胰腺必须经由脾动脉和 SMA 轻柔灌注(无挤压),确保交叉循环压力和门静脉系统的开放性,以确保当小肠系膜钳闭时不发生损伤。

　　肾脏也灌注以确保肾脏灌出液不含有任何残余血。

后台修整

　　附加后台外科手术的目的是:如果肝脏—胰腺是整体获取的,分离肝脏—胰腺;检查灌注质量;检查器官损伤和任何其他意外损伤。

分离整块的肝脏—胰腺

　　肝脏—胰腺整块组织以解剖位置放置于冷的 UW 液中 (图 4-51)。在热灌注阶段辨别GDA 和脾动脉有利于组织的解剖。

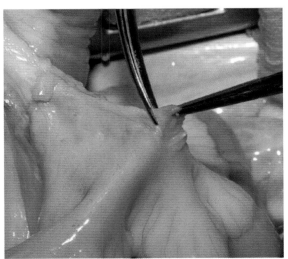

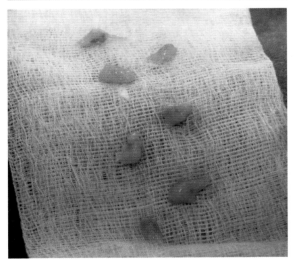

图 4-49　分离淋巴结。

　　将腹腔动脉与主动脉片解剖,然后按顺序辨别脾动脉(图 4-52)和 GDA(图 4-53)。将两支动脉都离断并按描述进行标记,在肝动脉树上要保留足够长的残桩。

　　然后解剖门静脉,当暴露静脉右支时应特别注意,应明确有无异常动脉。然后离断门静脉(图 4-54),在肝脏和胰腺之间平分其长度,分离残留的门静脉周围组织,完成分离。

　　一旦分离完成,即将肝脏和胰腺按照描述分别进行灌注。检查器官并详细描述任何损伤。如果发现任何需要重建的明显损伤,必须

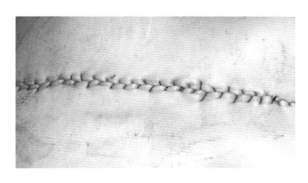

图 4-50　缝合腹部伤口。

表 4-1　原位灌注指导用量(§:加压灌注)。

	主动脉	门动脉
原位	UW	(UW)§
	3~4L	(1~2L)

通知移植小组。

肾脏后台修整

每个肾脏都要进行评估,并部分切除肾周脂肪以检查整个肾周的灌注质量并检查是否存在肾脏病变(图 4-55)。过多的肾周脂肪应移除,因为其形成一个隔热层,妨碍了在转运箱中肾脏的充分冷却,并使受体中心随后进行的后台外科操作困难。肾脏的移植修整不要求在此时完成。

有时肾脏脂肪粘连紧密,在这种情况下不应该移除,因为在修补压力下可能导致手术损伤。应将信息传递给受体小组以提醒他们这一问题。

器官打包

肝脏

肝脏放置在合适大小的无菌袋(例如 3M Steri-drape isolation bag,50cm×50cm)中并浸没

表 4-2　后台灌注指导用量(§:加压灌注)。

	肝脏			胰腺	肾
	主动脉§	门动脉	胆管		
灌注用量	300mL	1000mL	200~300mL	200~300mL	200mL

在 UW 液中。将袋子抽空、结扎并放在合适大小的盆中。然后放在另外两个真空袋子中,周围放置冰泥。转运箱必须够大以适合盆水平放置并完全没入冰中。

胰腺

胰腺放置于无菌袋(如 Aldon intestinal bags,33cm×25cm)中并浸没在 UW 液中。通过挤压袋子或吸管抽空空气并将袋子结扎。采用第二个袋子,放置一些冰泥以便在第一个袋子周围提供持续的冷却。然后将胰腺放于转运箱中,周围放冰。

肾脏

每个肾脏都单独打包,与胰腺方法相似。

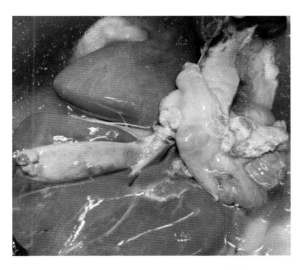

图 4-51　修肝台上肝胰移植块呈解剖位。

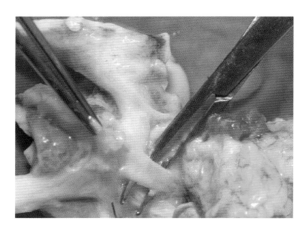

图 4-52　识别脾动脉。

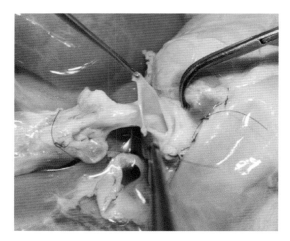

图 4-54　游离门静脉。

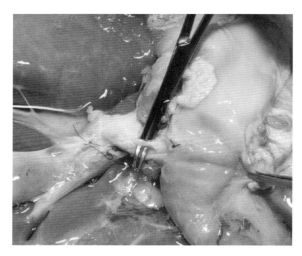

图 4-53　识别胆囊动脉。

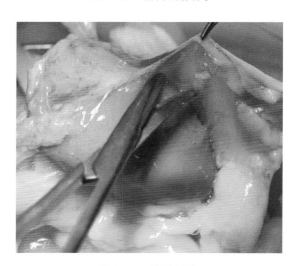

图 4-55　暴露肾脏。

额外的样品

分离髂血管，将一对动静脉打包到盛有 UW 液的合适容器，分别跟随肝脏和胰腺转运。

将带有 6~7 个淋巴结和 $1~2cm^2$ 的脾脏标本的充满盐水的小罐连同血标本随同箱中的每一个器官一起转运。

文书工作和记录

主管外科医生负责确保手术记录和伴随器官的所有相关文件的精确完成。一些工作可以由其他人员完成，但仍需要主管外科医生的签字确认。

下面是所需文书工作的建议清单：

● 器官专用表格　是器官获取组织要求的。包括详细的获取时间和地点、器官移除、每一个器官的外观和损伤、灌注质量等。这一表格的副本应伴随每一个器官到达目的地。

● 获取小组信息表　审核需要。

● 操作记录　必须由主管外科医生书写在供体病例记录中。需要记录切口类型、腹腔探查发现、器官移除、额外获取的血管和组织、关闭切口的细节。

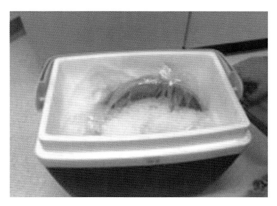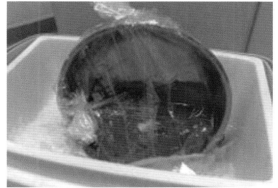

图 4-56　肝脏包裹不当。

总　结

- 确保获取小组达到足够的训练标准以成功进行多器官获取。
- 确保器官获取行程的安全。
- 在开始操作前必须仔细回顾所有的文书工作和患者数据。
- 与当地医院小组和心胸小组建立充分的交流和信任。
- 在任何解剖之前进行全面的探查。
- 确保早期控制主动脉，以便需要时进行快速主动脉插管。
- 单独主动脉灌注是多器官 DBD 获取的标准方法。
- 主动脉灌注压力 <150mmHg。
- 确保所有腹腔脏器的充分血管内和原位冷却。
- 冷灌注阶段解剖更好，但应根据个体经验和外科熟练程度平衡热/冷解剖比例。
- 肝脏和胰腺最好整块移除。
- 不要因为复杂的动脉解剖影响单个器官的获取。
- 确保对所有获取的器官进一步后台灌注。
- 充分打包所有器官，包括必需的额外组织和血标本。
- 通知移植外科医生任何不常见的解剖和（或）器官损伤。

- 确保病例记录正确。
- 完成相关的文书工作是主管外科医生的责任。

（张骊 蒋文涛 译）

参考文献

1 Englesbe MJ, Merion RM. The riskiest job in medicine: transplant surgeons and organ procurement travel. *Am J Transplant* 2009; 9(10):2406–15.

2 Englesbe MJ, Shah S, Cutler JA, et al. Improving organ procurement travel practices in the United States: proceedings from the Michigan Donor Travel Forum. *Am J Transplant* 2010; 10(3):458–63.

3 Conway MB, Saunders R, Munn SR, et al. Combined liver/pancreatico-duodenal procurement effect on allograft function. *Transplant Proc* 1990; 22:429–30.

4 Starzl TE, Hakala TR, Shaw BW Jr, et al. A flexible procedure for multiple cadaveric organ procurement. *Surg Gynecol Obstet* 1984; 158:223–30.

5 de Ville de Goyet J, Hausleithner V, Malaise J, et al. Liver procurement without *in situ* portal perfusion. A safe procedure for more flexible multiple organ harvesting. *Transplantation* 1994; 57(9):1328–32.

6 Nghiem DD, Cottington EM. Pancreatic flush injury in combined pancreas–liver recovery. *Transplant Int* 1992; 5:19–22.

7 Ramcharan T, Glessing B, Lake JR, et al. Outcome of other organs recovered during *in situ* split-liver procurements. *Liver Transplant* 2001; 7(10):853–7.

8 Feuillu B, Cormier L, Frimat L, et al. Kidney cooling during multi-organ harvesting. Descriptive study. *Prog Urol* 2001; 11(4):631–5.

9 Imagawa DK, Olthoff KM, Yersiz H, et al. Rapid *en bloc* technique for pancreas–liver procurement. Improved early liver function. *Transplantation* 1996; 61(11): 1605–9.

10 Moench C, Moench K, Lohse AW, et al. Prevention of ischemic-type biliary lesions by arterial back-table pressure perfusion. *Liver Transplant* 2003; 9:285–9.

11 Tisone G, Orlando G, Pisani F, et al. Gravity perfusion versus high-pressure perfusion in kidney transplantation: results from a prospective randomized study. *Transplant Proc* 1999; 31:3386–7.

12 Tokunaga Y, Ozaki N, Wakashiro S, et al. Effects of perfusion pressure during flushing on the viability of the procured liver using noninvasive fluorometry. *Transplantation* 1988; 45:1031–5.

第 5 章

肾脏的获取与修整

John L. Forsythe

一般性原则

目前外科医生极少进行单纯的尸体肾脏获取，此类情况多因捐献者或家属仅授权获取肾脏，或因捐献者存在禁忌证仅能够捐献肾脏。在此情况下，器官捐献的一般属性和后勤保障等问题与第 1 章和第 4 章介绍的相同。多器官获取的原则大多同样适用于单纯获取肾脏，本章主要讨论单纯肾脏获取的特殊注意事项。

切口选择

传统外科建议"好的入路至关重要"，这一点在器官获取中要格外重视。对于大多数手术，器官切除过程中的轻微损伤对预后影响不大，但对于器官捐献和移植手术，此类损伤可能会导致器官不能被用来移植（发生率约为 1%）[1]，进而对供者家属和预期受者产生巨大影响。单纯获取肾脏，使用一个全长的腹部正中切口对于手术操作是足够的。当然这依赖于一个熟练的助手和一套好的牵开系统。对于肥胖或有手术史的供者，如手术困难，可延长切口至胸腔或行腹部十字切口（图 5-1）。

解剖变异

外科医生在肾脏获取过程中应格外注意解剖变异，其中最重要的解剖变异为腹主动脉在远离肾动脉主干处发出下级支（图 5-2）。手术医生可预测的解剖变异的出现可能是最佳状态，因为这样解剖正常的诊断就成为一个排除诊断。这确保外科医生能准备好处理任何问题。

常见的可"预测"解剖变异包括：

- 肾脏缺如或肾脏不在正常解剖位置，如骨盆肾脏　如发现此种情况应高度注意是否存在其他解剖异常。

- 多支静脉（图 5-3）　多支静脉变异处理起来并不像多支动脉变异那样困难，但仍需妥善处理。

- 多支动脉　人群中约 20%人口每侧肾脏有两支或以上的动脉[2]。理想的获取目标是每一支动脉都要带一个主动脉组织的袖口，最佳的情况是所有动脉分支都在一个主动脉片上。

- 双歧泌尿系统/双输尿管　性腺静脉常被误认为是双输尿管，但获取医生应特别注意真正的双输尿管变异，获取过程中应尽量保证两根输尿管周围组织的长度以保持输尿管血液供应。

注意常见的损伤

下面将列举常见的肾脏获取损伤，意识到手术操作中损伤的类型和在什么时间点容易出现损伤，能够帮助外科医生避免这种错误。有一种说法是，每一个有经验的移植医生都曾在某个时候的器官获取中造成过器官损伤。因此，尽早发现损伤程度并与受者的移植医生进行良好沟通，对克服任何已有困难，确保受者不会遭受痛苦至关重要[3]。

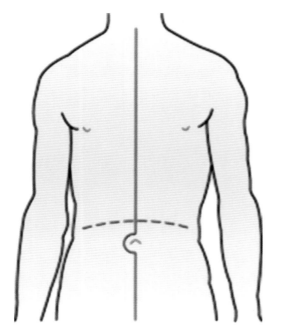

图 5-1　肾获取的首选切口。

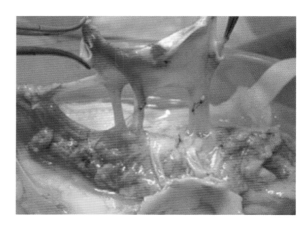

图 5-3　获取的肾脏中多支肾血管。

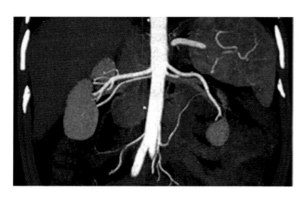

图 5-2　双侧多支肾动脉的 CT 表现。

动脉粥样硬化

　　近年来器官供体数据表明,供体年龄在许多国家都有明显增加。因此器官获取医生不得不在重度动脉硬化的患者身上进行器官获取手术 , 可能由于以下原因造成一些问题的出现:

　　●主动脉瘤　供体死亡前可能存在未确诊的主动脉瘤,只能在获取手术开腹时发现(图 5-4)。

　　获取医生插入动脉灌注管时应格外小心。

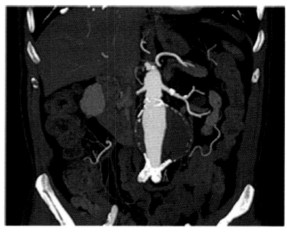

图 5-4　腹部主动脉瘤的 CT 扫描表现。

插管位置应远离动脉瘤并确保将其插入到腹主动脉或髂总动脉的真管腔内。灌注时的压力通过动脉瘤组织时可能引起动脉瘤囊内物质的破坏,从而导致胆固醇栓塞(图 5-5),最终影响受者功能。

　　如果存在下腹主动脉瘤,对降主动脉顺行插管是一项有用的技术。

　　●插管困难　现在常会发现供体主动脉已粥样硬化,而且相当硬。这就使得主动脉难以插管,如果主动脉已钙化,将插管插孔就位并使全系统达到水密程度就是一项挑战。仔细选择插管位置很重要,而且在做主动脉切口之前与助手进行沟通对正确插管和保证灌注良好也至关重要。

外科医生必须与助手详细讨论在主动脉插管期间各自的角色细节以确保准确和安全地插管。

● 肾动脉口狭窄　随着老年供体动脉硬化的增多,肾动脉口狭窄越来越常见。这种狭窄本身对手术影响不大,但在获取后灌注(无论是获取医生或者委托其他医生做)时须格外小心,防止插管损伤动脉内膜。同时还应告知移植医生,存在有肾动脉口狭窄,让移植医生决定是否切除主动脉斑块(我们主张切除)。

如果有主动脉粥样硬化和动脉口狭窄,应确保在修整时轻柔进行肾动脉插管,避免内膜损伤。

撕裂损伤

由于获取手术通常远离移植医院且在凌晨进行,使之成为一个复杂且紧张的过程,外科医生尽快完成手术的渴望,意味着可能无意中牵拉器官或血管,而这一问题同样会"传染"给热心的助手。撕裂伤引起的内膜撕裂,获取

医生很难诊断,但常导致灾难性后果。动脉硬化的供者也如此,其血管更脆弱,更容易发生内膜或外膜撕裂(图 5-6)。因此,在获取过程中对器官和血管的操作应更加轻柔。

获取步骤

尽管有些医生习惯于双侧肾脏、腹主动脉、下腔静脉及输尿管整体切取,而我们中心通常要仔细游离肾动脉和静脉,然后分别切取双侧肾脏。具体步骤如下所述。

灌注完毕后,注意保持肾脏低温,确保腹主动脉和下腔静脉游离到左肾静脉水平(图 5-7)。

从前正中打开下腔静脉(图 5-8)。这样就可以检查下腔静脉内侧,以便发现可能是一条肾静脉的开孔。然而,从下腔静脉斑上切除一条肾静脉是完全不可能的。现在只能切除右肾

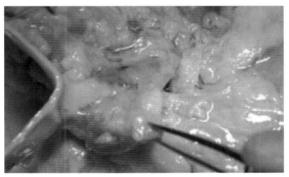
图 5-6　肾动脉内膜剥离。

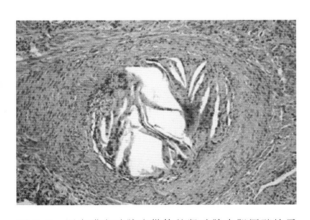
图 5-5　源自膜主动脉瘤供体的肾动脉内胆固醇栓子(图像由剑桥大学 Chris Watson 教授提供)。

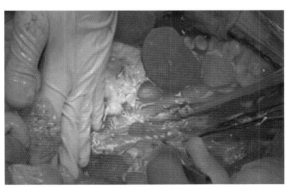
图 5-7　暴露 IVC 及主动脉。

的下腔静脉斑,在切开口腔静脉后壁时要格外小心,不要损伤位于此结构后方的肾动脉。

> 最有可能的是将右肾动脉不慎从主动脉上移出。

然后将右肾静脉沿右肾方向反折 1cm,以便使其从手术中的这个特殊关注区域切除。用同样方法来处理下腔静脉及左肾静脉和任何开孔,将它们向左肾反折。

有些医生习惯于连同右肾静脉一起切除腔静脉,以便移植医生在处理困难受体时能延长右肾静脉。在这种情况下,左肾静脉要与下腔静脉分别冲洗(图 5-9)。

此时已部分可见主动脉和肾动脉。用类似方法游离主动脉。在前面做正中切口,检查主动脉内表面,以便发现肾动脉的任何开口(图 5-10 和 5-11)。然后对主动脉斑进行修整,包括所有可能与肾动脉有关的开孔。

经过上述操作步骤,完成一个动脉祥,包括所有可能是肾动脉的血管开口。

我们的做法是,从上向下切取右肾。为了让肾脏充分冷却,所做的深入到肾周围脂肪的切口区(参见第 4 章)要进一步扩展,将肾脏连同大量周围脂肪和组织完全切除。在切除组织的上部这通常意味着要穿过肾上腺(图 5-12)。

格外仔细地完全松动肾脏,切除物内要包括此前识别和选定的血管(图 5-13)。

沿肾体向下,此时附着的唯一结构是输尿管,将输尿管及其周围的所有组织一起向下游离到骨盆上口正下方的横断面。然后在左侧重复进行上述操作(图 5-14,图 5-15,图 5-16),唯一不同的是,在这一侧的生殖静脉正常附着在肾静脉上,而不是下腔静脉。

迅速把肾脏移至冰泥中,进行离体检查并小心保存(图 5-17)。

正如在其他地方所强调的,在获取完用于组织相容性实验的组织标本之后,应将腹部仔细

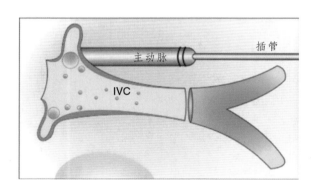

图 5-8　沿中线打开 IVC。

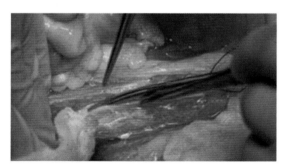

图 5-10　主动脉中线前切口。

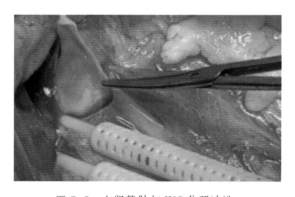

图 5-9　左肾静脉与 IVC 分开冲洗。

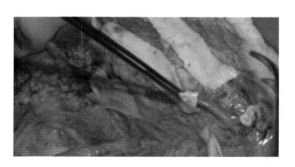

图 5-11　主动脉左右侧完全分离。

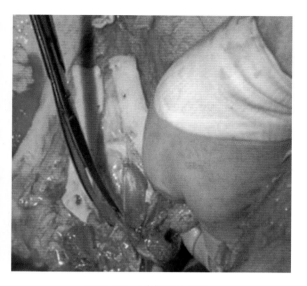

图 5-12　剥离右肾上极。

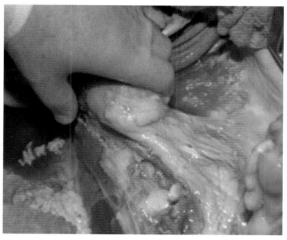

图 5-14　左肾后部的游离。

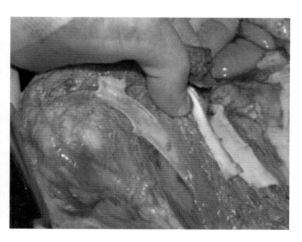

图 5-13　右肾剥离。

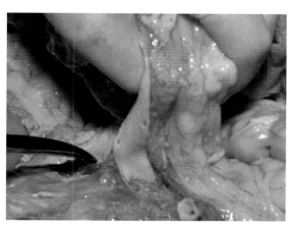

图 5-15　左肾中部的游离。

缝合,并加以合理修整,确保不会出现渗漏,因为家属希望在器官获取手术之后瞻仰其亲人的遗容和身体。

离体即刻检查

一旦完成所有器官的获取,并把器官放置在冰泥和保存液中,应对每个肾脏进行检查。而且要再次检查肾脏的解剖结构(图5-18)。

器官获取应即刻检查,不要过多解剖肾门。这是一项由受者医生在器械和照明条件适宜的安静手术室内进行的工作。这种场所在供

体手术室通常并不具备。但获取医生应剔除部分肾周脂肪以便检查灌注情况(图5-19)。

发现任何问题应及时通知移植医生。此外应检查肾脏有无明显畸形。将一些大的囊肿或其他问题记录在案;任何可能是良性或恶性肿瘤的异常病变均应进行仔细检查。不能确诊的要做活检和专家病理鉴定。

此时,最好用光滑的,不会损伤肾动脉内膜的管仔细进行一条或多条肾动脉插管。经动脉灌注约100mL灌注液,观察静脉流出液是否清亮。然后将肾脏进行冷藏或机械灌注。

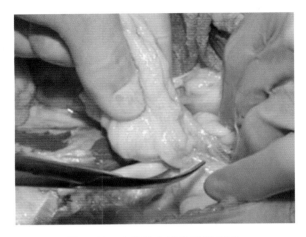

图 5-16 在骨盆上缘分离输尿管。

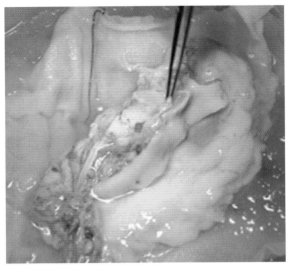

图 5-18 在修整台检查肾脏。

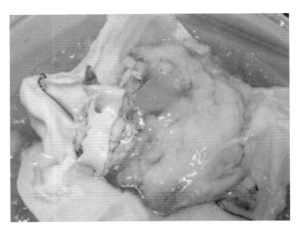

图 5-17 将肾放置于冰泥上。

肾脏获取的特殊注意事项

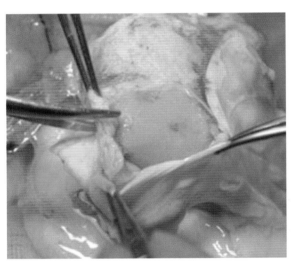

图 5-19 去除肾周围部分脂肪以便检查肾灌注质量。

去除肾周脂肪

如上文所述，应从肾脏周围去除部分脂肪。尤其是有吸烟史的中老年男性，脂肪已与肾包膜紧密粘连。如果过分热心的获取医生匆忙切取过多的肾周脂肪，常会发现切离面已进入肾包膜下水平，可能会导致受体灌注时出血过多或是将来肾实质受到损伤的风险。

此时我们建议将若干个脂肪小区域从肾脏 3 个区域去除，以便检查肾脏灌注，但适当

数量脂肪组织的去除应由受者医生来进行。关于这个问题应与受者医生进行沟通。

复温

即使一些专门介绍肾脏获取的文章，也经常忽略复温对肾脏的损害。在多器官获取时，当其他器官（心脏或肝脏）获取遇到困难，或者在供者手术室出现某些其他分散注意力的事情时，医生通常会忽略肾脏的复温，除非特别

注意到这一问题。在获取过程中,医生应时刻注意保持肾脏周围有足够低温灌注液及碎冰。当切取困难时,更应该精细操作防止手术损伤,并且确保肾脏处于低温。复温对肾脏的损害可能难以察觉,但其对预后的影响可能超过血管损伤。

> 进行捐献手术的医生应保证在整个器官获取过程中肾脏始终浸泡在冷灌注液和冰中直至切除,以避免复温。

肾脏获取后的常见损伤

极支动脉在主动脉的开口/袢远离肾动脉在主动脉的袢

此种情况可能在获取过程中被获取医生发现,也可能到修整以后才被移植医生发现。如果严格按照上述操作规程,大多数应在获取过程中发现。

上极血管

有时上极动脉仅给极少量肾组织供血,断掉这类血管对肾脏功能不会有长期损害。但是否切除应由移植医生决定,如果由获取医生发现了这一情况,则应在上极支动脉保留尽可能长的血管。

下极血管

鉴于下极动脉通常是经小动脉(常位于其至肾脏长度的 2/3 左右)给输尿管供血,这条下极小动脉在任何情况下均应予以保留。最理想的情况是两支动脉都在一个主动脉片上。

> 如果不经意间将某条极动脉分离,获取医生就不要再试图修补,而是应认定为损伤并与植入医生沟通。

肾被膜损伤

最常见的被膜损伤是获取医生在解剖肾脏时解剖面选择不当造成的小撕裂伤。因为在被膜和肾实质间有小血管走形,其危险在于严重的被膜剥脱(图 5-20)将造成大量出血(其表现为在再灌注时肾实质会有大量渗出物)。

> 如果器官获取医生的操作处于肾周筋膜内一个正确的平面,避免过重地处理肾脏,并了解如上面所述的被膜附着脂肪变异,那么避免被膜损伤就会相对容易。

肾脏复温

参见"肾脏获取的特殊注意事项"部分。

输尿管过短或"剥脱"

如上所述,输尿管应略低于骨盆上口水平

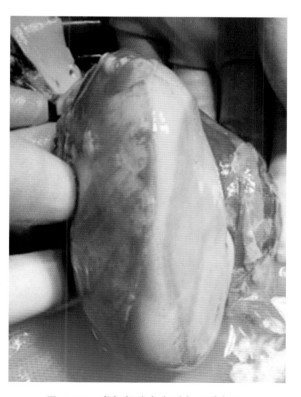

图 5-20　囊与肾脏完全剥离("脱套")。

切断，一般就足以对输尿管重新吻合。

在获取的早期阶段，当进行结肠掀起的操作时（无论向左还是向右），可能进入错误的平面，在此时错误地切断输尿管。其实此处切面很直，因此不会有任何困难，除非此前有腹腔手术史而且粘连使组织单面变模糊。

> 为保持输尿管的供血，在其周围保留足够的组织非常重要。

没有经验的获取医生可能仅将输尿管分离出来，而没有包括沿着走行方向的小血管。这应尽量避免。瘦弱供者或儿童供者的输尿管周围组织极少。在这种情况下周围的小血管可能紧贴输尿管，而输尿管也不是"光滑"的。这种正常的变异不能作为借口，但切取也必须保留足够多的输尿管周围组织至输尿管断端（图5-21）。

肾脏修整手术

在肾脏修整手术开始的同时，受者离开病房进入手术室。这就为此重要步骤提供了充足时间，做好充分准备，确保血管有足够长度，同时在开放血流时有良好的止血。如果准备不充分将会使吻合术很难进行，而且松开血管夹会引起严重失血。

肾脏在修整过程中应始终保持低温[4]。首先，将肾脏放置在解剖位置，正确标记左、右侧肾脏。先用缝线（如主要血管有多余的部分可应用血管钳）提起下腔静脉，保证肾静脉舒展。然后便可以切除多余的组织，并结扎、切断来自于周围组织的分支静脉（肾上腺静脉、性腺静脉等）（图5-22至图5-24）。

一些医生通常整修进入肾门的静脉过长，这是没有必要的。

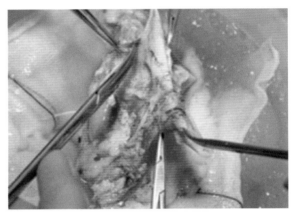

图5-22　剥离肾静脉。

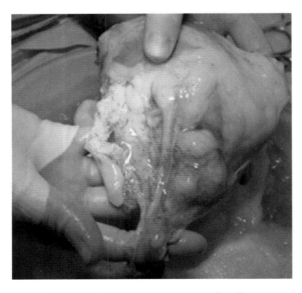

图5-21　周围带有适量组织的输尿管。

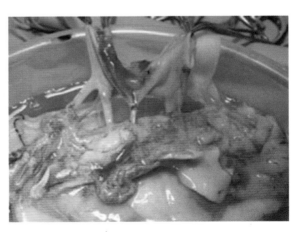

图5-23　多条肾静脉。

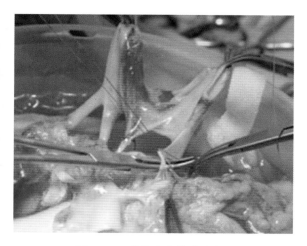

图 5-24　结扎小的静脉分支。

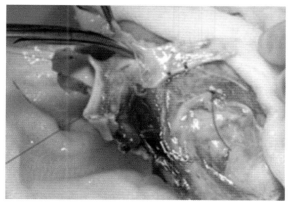

图 5-25　剥离肾动脉。

　　静脉可动性之间要有良好的平衡, 以便容易进行相互吻合, 过于靠近肾门有损伤血管结构的风险, 并且更加难以修复。

　　把肾静脉折叠在肾上, 把肾动脉与周围附着的脂肪剥离开(图 5-25)。

　　肾动脉任何分支都要仔细检查, 只能将那些确认不通往肾实质的分支结扎。事实上, 除了肾上腺动脉, 极少有分支不是肾动脉属支 (图 5-26)。

　　此外, 肾动脉修整不应太靠近肾门(图 5-27)。

　　完成肾动脉、静脉的修整后, 便可以结扎、切除肾脏周围脂肪(图 5-28)。

　　在器官获取时, 肾上腺通常与肾脏一并获取下来, 此时应与残留的肾周脂肪和血管一同被结扎和切除。

　　一般输尿管不需要特殊修整。此时应仔细检查输尿管周围组织及血供情况, 检查是否存在双输尿管(图 5-30 和图 5-31)。

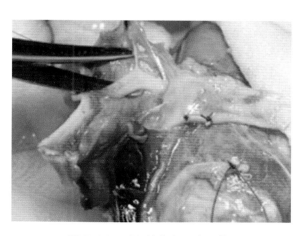

图 5-26　可以结扎肾上腺血管。

供体修整的常见问题

肾被膜

　　像在之前的章节中所述, 肾脏被膜可能会

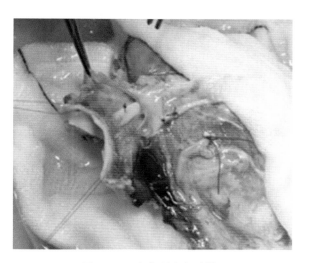

图 5-27　充分剥离肾动脉。

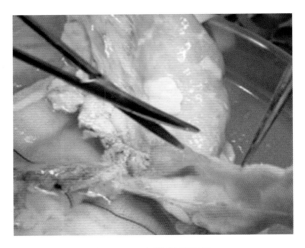

图 5-28　去除肾周脂肪。

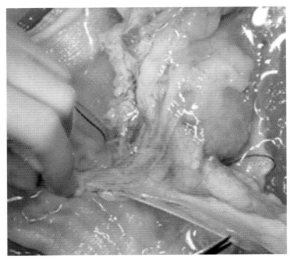

图 5-30　检查输尿管,保留其周围组织。

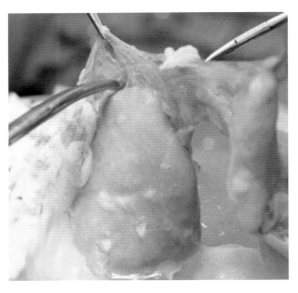

图 5-29　切除肾上腺和上极肾周围脂肪。

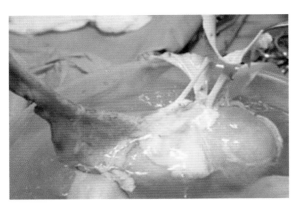

图 5-31　对肾脏最后的检查。

出现一定的损伤。在多数情况下,仅仅是被膜的一个小切口,将被膜部分从其下面的实质剥离开。如果实质裸露面积小,可仅对此区域进行电凝,或者应用组织胶等止血材料,然后小心缝合肾脏被膜。

如果损伤区域较大(我们曾遇到一次被膜全部剥离的情况),我们建议再灌注前不要将包膜放回到肾脏上。可以对出血严重的区域进行电凝(最好使用氩气刀),以及采取其他手段,包括采用或不采用凝血物质的直接压迫止血。此后如有必要,可在止血后缝合肾被膜。

静脉

静脉过短

器官获取医生极少会在靠近肾门处无意间切断肾静脉。如果肾静脉或下腔静脉被切断的部分仍可用的话,医生可以做出选择,是修复被切断的肾静脉还是就采用截短的肾静脉进行肾脏移植术。随着活体移植供者腔镜技术的发展,移植医生对肾静脉过短的处理越来越有经验。受体手术可通过切断髂内静脉,尽量游离髂外静脉,使髂外静脉更加表浅。早期发现肾静脉过短，并早期做出选择，有助于解决此问题。

多支静脉

一般来说，多支静脉可仅保留最大分支，切断其他小支（图 5-32）。由于其在肾实质内部形成交错网络，因此不会对肾功能造成不利影响。但有时可发现两支肾静脉直径相近。如果两支静脉在同一段腔静脉瓣上，手术医生有两种选择：应用腔静脉瓣膜与受体侧吻合；如果肾静脉相对于受体过长，可以仅保留一支静脉。

> 一般情况下不建议进行多支静脉吻合，因为在放松夹钳时这些汇合处的末端不易接近，从而导致阻塞或出血。

极少数情况可见肾门部发出静脉网汇入腔静脉。对此，移植医生可先结扎小支，仅剩一到两支主干，再按上述方法处理（图 5-33）。

动脉

上极动脉

修整时通常最好全部保留肾脏动脉。有时，肾上极动脉仅供应极小部分肾实质，结扎此类血管对预后无明显影响。如果重建此类动脉，可能影响肾动脉主干血供。移植医生应根据上极动脉的直径（和肾动脉主干相比较），决定是否重建。如果决定重建上极动脉，应采用与下极动脉重建类似的方法。

包含下极属支的双支动脉

可按如下进行处理：

● 如果两支动脉在一个动脉瓣上　可以作为一个整体来应用。

● 如果动脉瓣太长　或者受体动脉相对较小（见于苗条妇女或儿童），可适当缩短动脉瓣（图 5-34）。给短的动脉瓣膜重新吻合时，应特别注意吻合时的针距。

● 如果将下极动脉从动脉瓣上切除　可把下极动脉段侧吻合到肾动脉主干（图 5-35）。但这种吻合方式有时会与肾主动脉成直角，导致血流不佳。如果选择这种吻合，应考虑在非常

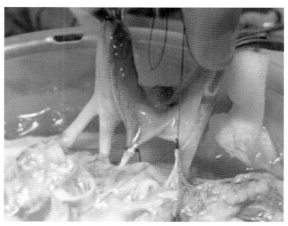

图 5-33　结扎多条小静脉。

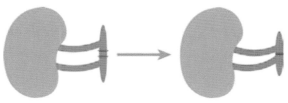

图 5-34　动脉斑块缩短。

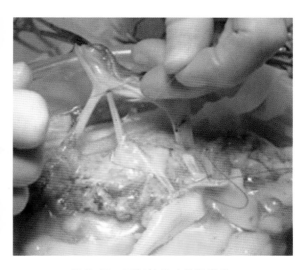

图 5-32　可以结扎小的肾静脉。

细的脐导管上进行，本节介绍的所有操作，均应在镜下操作。最后，手术医生应根据血管重建情况，决定受体吻合位置。

● 应用两根受体动脉　会有多种可能(图5-36)。

1.应用髂外动脉和髂内动脉。两支肾动脉直径相近时，推荐此种吻合方法。其缺点是需要两次吻合(与同一动脉瓣相比)，其优点在于肾脏摆放位置一般很理想。

2.应用髂总动脉和髂外动脉。与上一种相似。

3.髂外动脉/髂内动脉加腹壁下动脉。供肾修整时，可根据极支动脉直径决定术中是否应用腹壁下动脉重建(图5-37)。动脉硬化对腹壁下动脉影响较大，因此，一般这种吻合方法仅用于青年患者。即使腹壁下动脉条件非常好，也可能因为动脉痉挛影响血供，因此，应用腹壁下动脉的选择需慎重。

4.切除受者髂内动脉分叉重建供体动脉(图

5-38)。切取受者髂内静脉主干及两个分支，将分支分别与供体两支动脉吻合，主干与受体动脉吻合。

两支以上动脉

两支以上动脉，可联合应用上述方法进行重建。

输尿管

输尿管过短

尸体供肾输尿管过短极其少见，一般损伤发生在供肾获取时。修整过程中应尽早发现，使受者手术有充分的准备。应尽量缩短肾脏到膀胱的距离。如肾供体输尿管非常短，可考虑与受体输尿管行端端吻合。术前需要和患者或家属交代此种手术方法对原肾的影响及处理方法，并得到家属同意。此外，应选用较长的输尿管支架管。

输尿管周围组织剥脱

基本上可按照输尿管过短来处理。移植时肾脏位置应尽可能靠近膀胱，使输尿管尽可能短到与膀胱无张力缝合。必要时可游离膀胱周

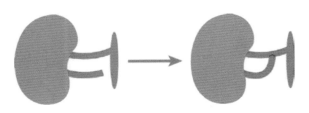

图 5-35　极动脉的重建。

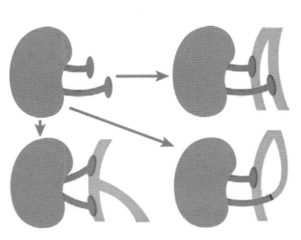

图 5-36　两个分离动脉的植入选择。

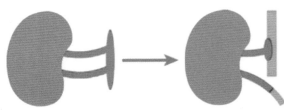

图 5-37　使用腹壁下动脉的重建选择。

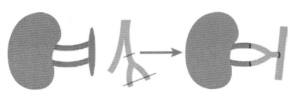

图 5-38　使用受体髂内动脉的重建选择。

围组织,使其尽可能向肾脏靠近。

双输尿管

移植医生有两种选择:两根输尿管分别与受体膀胱吻合,或者将两根输尿管断端合并,再与膀胱吻合。这两种方法均需要两根支架管。一般我们采用第一种方法。

移植前病理活检

多数移植中心,术前病理活检一般作为常规检查,并与术后病理活检相对比。缺乏经验的医生肾穿活检时容易犯的错误有两个。第一,没有采到肾脏皮质,这使病理医生无法做出诊断。第二,穿刺过深,可能导致出血、动静脉漏等并发症。理想的病理活检应朝向肾脏一侧进行穿刺或者进行楔形切除,然后进行缝合。

心脏死亡后捐献和肾脏获取

心脏死亡捐献供者,肾脏获取应遵循同样原则。如前文所述,移植小组应在受者进入手术室前做好准备。

迅速(但不慌乱)地切开腹腔,尽快完成主动脉插管[5]。检查插管位置,以确保其水平远低于肾动脉。

> 当暴露主动脉分叉时存在输尿管损伤的高风险。

此外,需注意肾静脉回流不畅对肾脏的影响。一旦建立静脉通路和静脉回流,应尽快用冰泥使腹腔降温,并按上文所述切取肾脏。有些医生习惯于双肾整体切取,尽量减少切取时间,以减少复温对肾脏的影响。

肾脏修整时,首先应检查肾脏的灌注情况,并对肾脏进行初步评估,特别是其是否可

行移植。在冷保存或机械灌注前再次灌注,有助于提高肾脏质量。

总　结

- 器官获取外科医生应熟悉常见的解剖变异。
- 了解常见损伤及其发生的时间点,对避免损伤的发生有帮助。
- 轻柔处理肾脏,以免发生牵引/撕脱损伤。
- 下腔动脉和主动脉中间切口可以确认所有的动脉和肾静脉开口处。
- 应修整主动脉斑块,包括所有潜在的肾动脉。
- 应解剖输尿管及其周围充分的组织。
- 储存肾脏之前在台面检查肾脏灌注质量,并去除多余脂肪。
- 不应试图在捐献医院进行血管重建。
- 向移植团队报告所有相关损伤。
- 过度解剖及肾门内是不必要的。
- 多支肾静脉可对其中最大的静脉进行处理,并结扎较小静脉。
- 外科医生必须熟悉多种动脉重建技术以应对多支肾动脉。
- 动脉重建的选择取决于供体与受体因素。
- 理想的手术台活检是楔形活检。
- DCD 肾脏目前越来越普遍。
- 快速主动脉灌注和肾脏提取的熟练手术技巧对 DCD 肾脏获取十分重要。

（赵杰 付迎新 译）

参考文献

1　Wigmore SJ, Seeney FM, Pleass HC, et al. Kidney damage during organ retrieval: data from UK National Transplant Database. Kidney Advisory Group. *Lancet* 1999; 354(9185):1143–6.

2　Pollak R, Prusak, BF, Mozes MF. Anatomic abnormalities of cadaver kidneys procured for purposes of transplantation. *Am Surg* 1986; 52(5):233–5.

3　Graetz KP, Inston N, Rigg KM. The Donor Procedure. In:

Forsythe J (ed.) *Transplantation (Companion to Specialist Surgical Practice)*, 4th edn. Elsevier Saunders, London, 2008, pp.101–21.

4　Opelz G, Dohler B. Multicentre analysis of kidney preservation. *Transplantation* 2007; 83:247–53.

5　Muiesan P, Girlanda R, Jassem W, et al. Single-centre experience with liver transplantation from controlled non-heartbeating donor: a viable source of grafts. *Ann Surg* 2005; 242:732–8.

6　Brook NR, Waller JR, Richardson AC, et al. A report on the activity and clinical outcomes of renal non-heart beating donor transplantation in the United Kingdom. *Clin Transplant* 2004; 18:627–33.

第 **6** 章

肝脏的获取与修整

Gabriel C. Oniscu

肝脏获取

供体信息

在开始获取器官之前,获取供体的手术医师有责任查证供体的所有相关信息。包括:

- 供体身份;
- 脑干死亡检查;
- 捐献知情同意;
- 血型;
- 供体数据表格(包括肝功能检查、血管活性药物用量、病毒学检查、死亡的情况)。

如果供体需要较多的血管活性药物支持,其突发血流动力学不稳定的风险将增加,器官获取医师必须有迅速获取的准备,以保证器官得到充分灌注。

肝脏评价

在第4章描述的开始步骤之后,对肝脏的探查和评估是确保器官可以使用的必要步骤。在评价完成后,器官获取医师应该能回答下列问题:

- 肝脏是否可以应用?
- 移植物的质量究竟如何?
- 肝脏是否适合选定的受者?

这些问题是准备接受这一供体器官的团队需要得到的基本信息,因此与器官植入团队保持良好的沟通是非常重要的,特别是移植物属于边缘供体时。肝脏的评价包括:

- 肝脏外观的评价,特别是边缘的锐利程度;
- 估计肝脏的质地(质地柔软、较硬或者已经发生硬化);
- 描述颜色(揭示脂肪变的程度);
- 估计供肝的体积。

边缘的外观

正常肝脏具有锐利的边缘(图 6-1)。

但是,获取的器官存在脂肪变情况越来越多见。这些供体边缘较钝(图 6-2),严重肝脏脂肪变性者甚至左右肝叶均呈圆钝状边缘(图 6-3)。

颜色

健康肝脏看上去呈棕色,而随着脂肪变程度的增加,颜色逐渐过渡到严重脂肪变性的淡

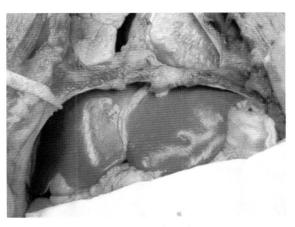

图 6-1　正常肝脏

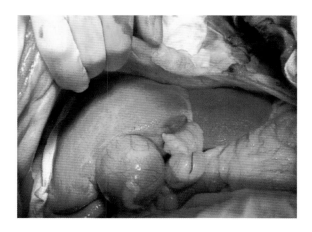

图 6-2 中度脂肪肝。

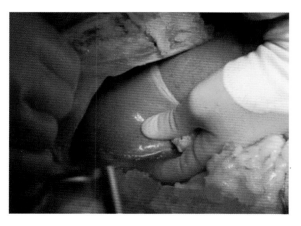

图 6-3 重度脂肪肝。

黄色。

实际的脂肪变性程度需要肝脏活检来进行量化,但这在器官获取过程中很难实现。如果对器官的质量存在较大疑虑,常见的做法是,在器官移植中心施行供肝的后台修整时进行供肝的组织活检。脂肪变性程度(小泡性或大泡性)分为以下三组:

- <30%(轻度);
- 40%~60%(中度);
- >60%(重度)。

> 大于60%大泡性脂肪变性的移植物功能衰竭的风险高[1,2,3]。

质地

正常肝脏的质地柔软,伴有海绵样感觉。脑干死亡后的边缘供体肝脏若再经过脑干死亡的过程,可能还伴随大量的血管活性药物的使用,质地可能会变硬并有硬结。

质地与颜色、外观互为佐证,使得器官获取医师可以将供体划分为正常外观轻度脂肪肝、中度脂肪肝和重度脂肪肝。这种分类虽然主观,但有助于器官植入团队决定供体是否适用于选定的受者。

> 供体风险指数(donor risk index,DRI)取决于供体类型、冷缺血时间长短、供者致死的原因、供者种族、供者身高等参数指标。DRI的增高与移植后转归不良相关[4]。

关于肝脏供体评价的综述如图 6-4。由此可以了解它与器官质量相关的风险以及受者风险之间的最终相关性。

肝脏获取技术

器官获取的过程在第 4 章已有详细描述。本章重点关注肝脏获取的相关步骤。评估完成后,切断圆韧带和镰状韧带。打开胸腔,在此过程中,肝脏前表面经由纱布保护以免医源性损伤。肝脏周围的粘连,特别是肝右叶,必须分离以避免灌注过程中搬动肝脏造成损伤。

切断左三角韧带以显露肝胃韧带和小网膜囊,从而明确是否存在动脉解剖变异并探查胰腺(图 6-5)。

这时,术者必须探查肝胃韧带中是否存在副肝左和(或)替代肝左动脉,肝门中是否存在副肝右动脉。

是否存在变异ARHA 可以通过在门静脉右方或后方触及到另外的动脉搏动来得到提示(图 6-6)。

在十二指肠上缘分离切断胆总管,结扎远端。剪开胆囊底置入冲洗管冲洗,直至胆道断

	正常器官	轻度脂肪变性	中度脂肪变性	重度脂肪变性
颜色				
边缘	锐利	锐利/较钝	左/右叶变钝	钝
质地	柔软	稍硬	硬	硬
外表				

图 6-4 肝脏评估综述

端流出液体变为澄清(图 6-7)。

冷灌注之前肝门部组织分离的多少,有多种不同的意见,从应用不触碰原则[5],到完全分离出整个肝动脉树。但是为避免损伤血管结构和影响肝脏灌注,应对肝门结构进行最少量的分离[6]。术者应当分离悬吊胃十二指肠动脉,分离悬吊脾动脉,从而使冷保存期分离变得容易,特别是当同时获取胰腺时 (图 6-8)。

> 避免灌注前期对肝门的过度解剖以降低损伤的风险[7]。

在主动脉插管准备灌注(图 6-9)。如果同时获取多器官,最好进行主动脉灌注,这样既能使获取的其他器官功能更好,又不会对肝脏功能造成不利影响[8,9]。如果不获取胰腺或小肠,部分术者倾向于使用双路肝脏灌注,第二支管用于门静脉系统灌注,虽然这样做对于移植物术后功能的恢复并没有明显的益处[10]。

> 有证据显示,单纯主动脉灌注比主动脉和门静脉双路灌注的效果好。

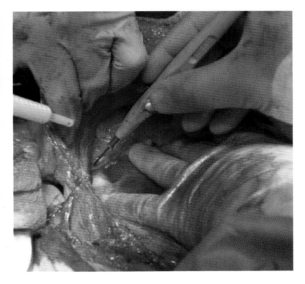

图 6-5 分离左三角韧带。

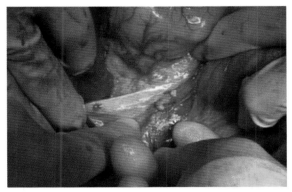

图 6-6 触诊是否存在副肝右动脉。

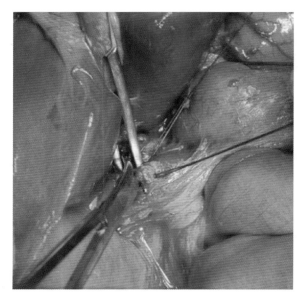
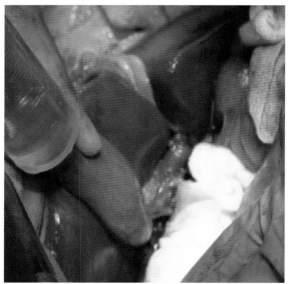

图 6-7　分离胆总管,进行胆囊冲洗。

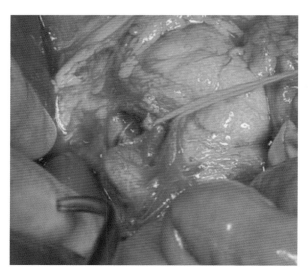
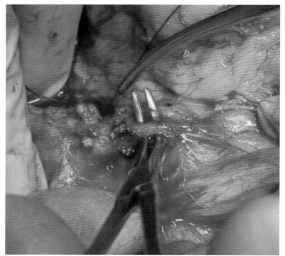

图 6-8　确认脾与胃十二指肠动脉。

在多器官同时获取过程中,对血管的阻断是与心胸团队协同进行的,静脉引流多采用肝上下腔静脉流出道。但是,有些心胸团队会在腹腔开窗,经肾下下腔静脉排出。引流的选择要由腹腔团队与胸腔团队事先讨论确定,但通常在肝上下腔静脉建立流出道更好,可在肝脏灌注时提供更通畅的引流。

在游离肝上下腔静脉时要将肝脏向下拉,以保证肝脏上有足够长的肝上下腔静脉(心胸团队并不需要长的肝上下腔静脉来完成心脏移植)。

一旦静脉引流建立并开始冷灌注后,在整个腹腔内撒入冰泥以使器官得到迅速的原位降温(图 6-10)。肝上的降温应该在肋膈角膈肌上方也撒入冰泥。

获取胸腔器官后,肝脏是第一个被获取的腹腔器官。在肾静脉出口上方游离肝下下腔静脉(图 6-11)。

灌注过程中肝门的游离首先切断先前悬吊的胃十二指肠动脉(图 6-12)。胰腺端使用普理灵缝线标记以便于胰腺离体术时辨认。

游离门静脉,在肝脏与胰腺之间均分门静脉长度(图 6-13)。一般情况下,1cm 长的十二指肠上门静脉足够胰腺移植使用。

向腹腔干方向游离肝总动脉。识别脾动脉起始处然后将其游离,提供一段 5mm 长的动脉以备肝动脉重建使用。脾动脉远端也用缝线做标记以便在胰腺离体手术时辨认。

将腹腔干连带腹主动脉的一片一起从周围的淋巴组织中游离出来。

围绕肝上下腔静脉游离膈肌,从 IVC 左侧开始向后延续,游离时在肝右叶周围取下一段

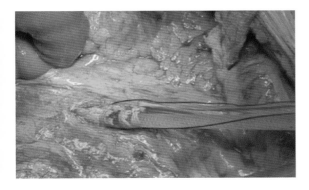

图 6-9 主动脉插管术。

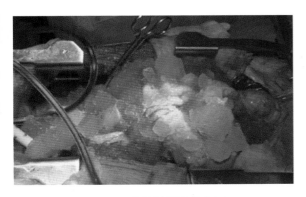

图 6-10 腹腔局部冰敷冷却。

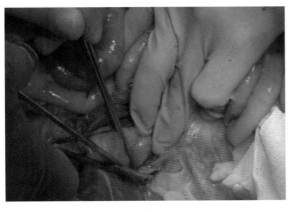

图 6-11 游离下腔静脉。

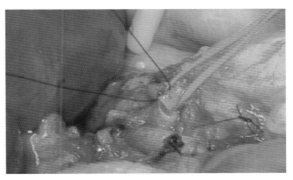

图 6-12 游离十二指肠动脉。

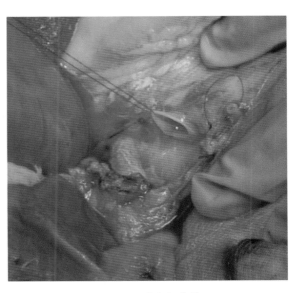

图 6-13 游离门静脉。

右侧膈(图6-14)。

> 进行肝切除时不得移动肝右叶。
>
> 此步手术需要有经验的助手进行协助，以确保肝右叶不受到牵引伤害。
>
> 在肝上下腔静脉中插入一根手指来引导膈肌游离并协助肝右叶的松解。

将肝右叶与右侧肾上腺及右肾分离，游离IVC和主动脉后方的腹膜后组织，移出肝脏置于冰中(图6-15)。

许多中心倾向于采用肝脏与胰腺整块切取技术，已在第4章进行了详细描述。主要技术区别是：

- 没有冷灌注阶段的肝门游离。
- 将胃窦部、近段空肠和小肠系膜用U形钉固定。
- 主动脉在SMA起始部游离，保护了肾动脉的起始部。
- 松解开胰尾及脾脏。

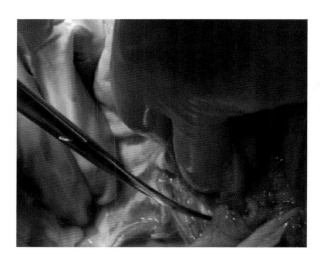
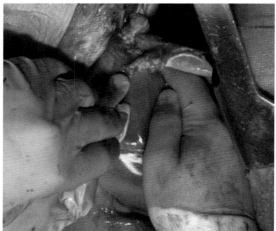

图6-14　游离肝上下腔静脉和肝右叶周围的膈。

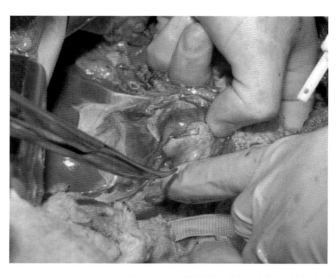
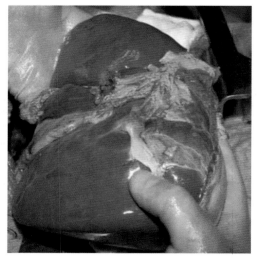

图6-15　将肝脏与肾上腺分离并游离其腹膜后附着处，然后移出。

- 游离腹腔干上腹主动脉,以便获取包含腹腔干及 SMA 的主动脉管。
- 供体修整手术通过游离 GDA、门静脉和脾动脉来分离肝脏与胰腺。

灌注液的选择

关于原位灌注液体的类型尚没有统一惯例。一些中心倾向于用 Marshall 灌注液进行主动脉灌注,用 UW 液进行门静脉灌注。在单纯主动脉灌注获取器官时,UW 液更好些,不过有些中心先用 1L Marshall 灌注液(冲洗所有可能的栓子),继而用 UW 液。

> 有一些证据表明,UW 液较其他液体可以提供更好的原位冷却效果并且维持更长的低温。

灌注应一直持续到流出液清亮为止。通常要灌注 3~4L 之后才能达到。

大多数中心采用的平均灌注压力为 80~100mmHg,但是单纯主动脉灌注时可以采用更高的灌注压(<150mmHg)。有一些证据显示,较高的灌注压可以获得更好的供体短期功能,以及更好的受者和供体存活率[11]。门静脉灌注一般无需加压。

离体灌注

一旦肝脏被置于冰中,就开始进一步灌注,特别是采用原位单纯主动脉灌注的情况。

门静脉灌注是非常重要的,需要 0.5~1L UW 液才能保证 IVC 流出液达到清亮。胆总管灌注是离体灌注的另一个重要步骤,因为积存的胆汁在冷保存阶段会对胆道产生毒性,从而导致再灌注后胆道损伤。同样建议离体状态下继续进行动脉灌注。离体动脉及胆道灌注是在压力下进行的,而且有证据显示,这将减少缺血性胆道疾病的发生率并可改善供体功能[12]。但是,没有证据支持离体门静脉高压灌注[13]。

推荐的原位及离体灌注量列于表 6-1。

包装

肝脏完全浸没在冷的 UW 液中,包装在消毒袋里(例如 3M 无菌悬挂隔离袋),整个袋子放在合适大小的盆中置于冰泥上。这个盆再用第二个消毒真空袋包裹,水平放置于转运箱中,其周围要完全被冰所包绕。转运箱中还应当包含髂血管、脾脏、淋巴结、血样以及相关记录。图 6-16 展示了错误肝脏包装方式。

动脉解剖变异及解决方案

安全可靠的惯例是先假设存在有动脉解剖变异(图 6-17)。获取策略应该根据以下因素进行调整:

- 获取胰腺;
- 存在有可能会影响胰腺获取的动脉解剖变异;
- 由于受者因素(例如受者门静脉血栓形成)需要保留较长血管。

如果遇到副肝左动脉或替代肝左动脉,就需要对冷阶段游离做相应调整。游离线应该紧靠胃小弯,以便保留胃左动脉及其所有分支(包括变异的 ALHA)。

应对肝右动脉解剖变异的策略展示于图 6-18。很少因为动脉变异而放弃胰腺获取。在大多数情况下,ARHA 可以在胰腺上方游离,但是需要重建时,大多数在 GDA 上进行。在一些少见的情形下,胰腺获取不能进行,这必须与准备接受器官的中心的肝脏和胰腺医师讨论后做出决定。

表 6-1　原位及离体灌注量

	主动脉	门静脉	胆道
原位	UW(Marshall)*	(UW)*	盐水
	3~4L	(1~2L)*	30~60mL(经胆囊)
离体	UW	UW	UW
	0.2~0.5L	0.5~1L	0.25L

( )* 表示双灌注

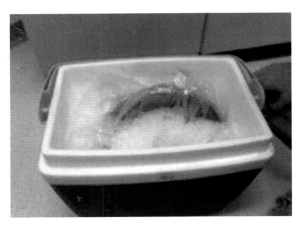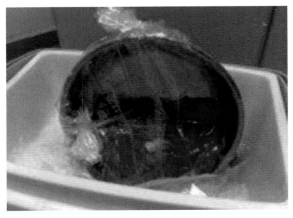

图 6-16　包装肝脏的错误方法。

👁 供体修整手术

供体信息

　　器官获取小组需要同器官植入医师讨论供体质量及其解剖变异。

　　在接受器官时,需要核对各种表格。特别要注意的是器官获取信息,包括阻断时间、灌注液使用剂量、灌注质量、供体解剖变异、供体外观(是否存在脂肪肝)。任何损伤都需要记录在案。

　　受者手术医师同样需要核对供体血型并核对供体数据表格来确认病毒学问题、肝脏功能,以及正性肌力支持使用情况和长时间的低血压。所有这些信息都有助于预测供体的功能。

离体修整的准备

　　离体修整非常复杂,特别是涉及肝脏分解或大血管重建时。

　　手术台准备要包括一个标准手术盘(剪刀、止血钳、手术刀、阻断钳、灌注管路、持针器)(图 6-19)。另外还可能需要显微外科器械。需要准备合适大小的盆来放置肝脏,从而保证

供体在修整期间始终保存在无菌冰泥及 4℃ UW 液中,以避免复温。

　　一旦供体植入准备完毕之后,需要准备冷 UW 液灌注系统来灌注肝脏并确认门静脉及肝动脉树的完整性。

肝脏评估

　　离体修整过程中需要对供体进行全面评估。这需要用到器官获取记录信息和供体数据表格。

　　评估应包括如下 4 项:

　　1. 外观(边缘);

　　2. 质地;

　　3. 颜色(脂肪变性程度);

　　4. 重量。

　　这些评估使手术医师能最终确定肝脏是否可以应用,特别是是否适合于选定的受者。

　　正常健康的肝脏有锐利的边缘,而钝圆形边缘表明是脂肪肝(图 6-20)。

　　肝脏边缘的外观与肝脏质地及颜色互为佐证(图 6-4)。肝脏应该质地柔软而呈浅棕色,而质硬和黄色的肝脏会使人对其质量感到担心。

准备植入

　　肝脏准备包括去除多余组织,以及解剖和

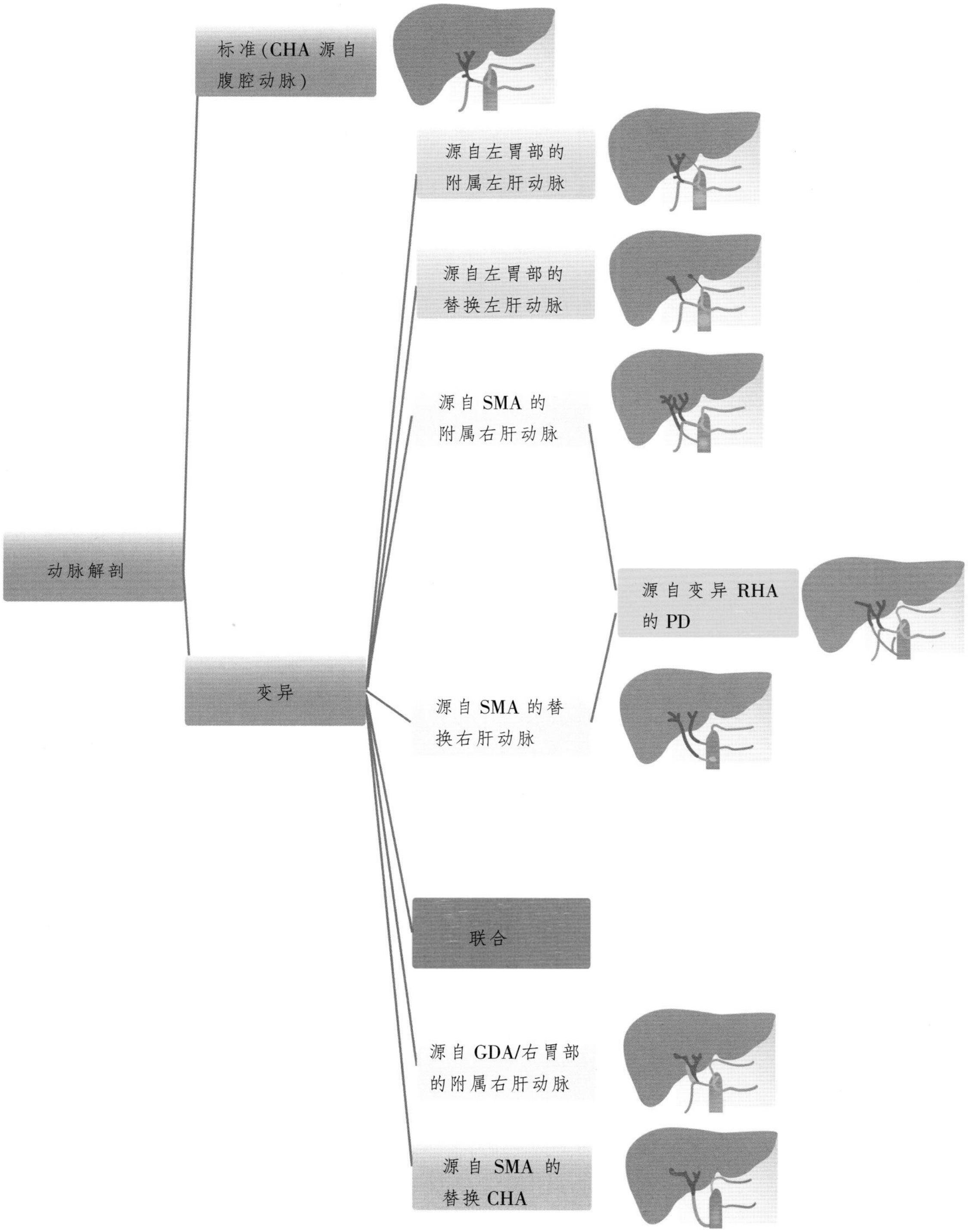

图 6-17　肝动脉的解剖变异。

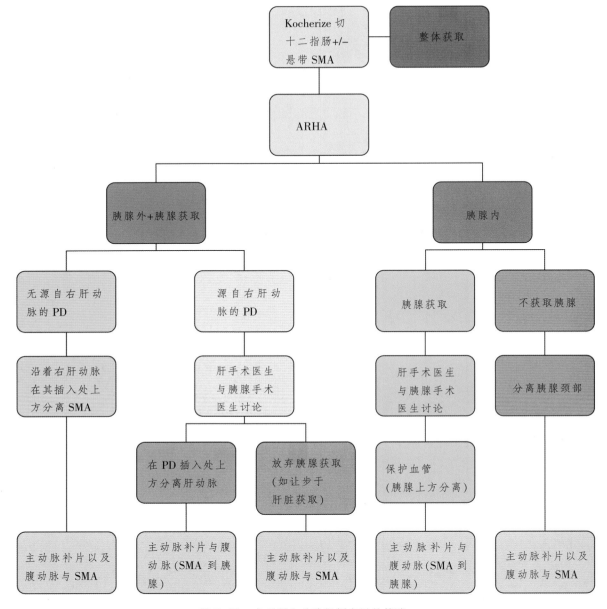

图 6-18　应对肝右动脉解剖变异的策略。

准备好腔静脉、门静脉和肝动脉树。

游离腔静脉

　　在肝上和肝下腔静脉角植入缝线以便进行暴露。

　　首先准备肝下下腔静脉,结扎和游离右侧肾上腺静脉(图 6-21)。

　　如果计划采用腔静脉侧侧吻合方式,应将太靠近腔静脉切缘的肝短静脉游离,以利于关闭肝下腔静脉残端(图 6-22)。

　　将横膈肌完全与肝脏游离,松解下腔静脉的肝上端(图 6-23)。

　　这样就可以识别左右膈静脉,将其结扎或缝合,以防再灌注时出血(图 6-24)。

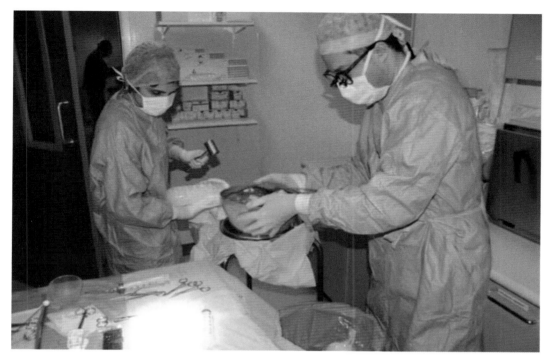

图 6-19　肝手术台设施准备。

腔静脉准备好后,用探针和(或)加压冷液灌注确认其完整性(图 6-25)。

这时,是否进一步准备腔静脉取决于植入方式。

●经典移植(复位腔静脉)　不需要进一步游离并让腔静脉两端保持开放。

●Piggyback 缝合于肝静脉　不需要进一步游离并让腔静脉两端保持开放。

●腔静脉侧侧吻合方式　充分游离尾状叶以暴露足够的肝后下腔静脉。有些术者选择此时完成供体腔静脉的植入准备工作。这包括在腔静脉后壁上开一小口(可以在植入时根据受者腔静脉情况延长),同时关闭腔静脉两端(缝合或钉合)(图 6-26)。

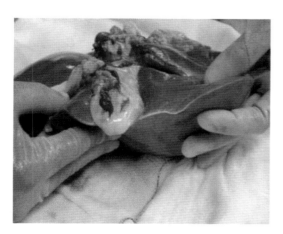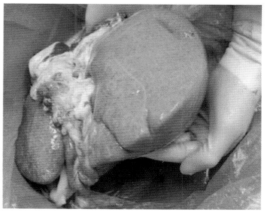

图 6-20　正常肝脏和脂肪变性肝的外观对比。

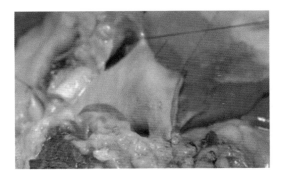

图 6-21　结扎肾上腺静脉。

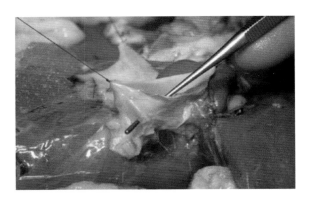

图 6-24　确认膈静脉。

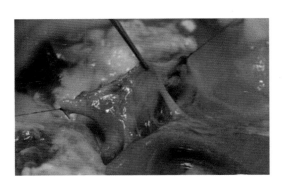

图 6-22　结扎肝短静脉。

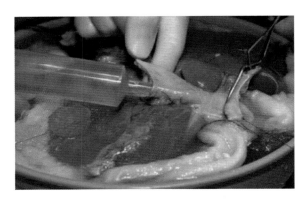

图 6-25　腔内冲洗。

游离门静脉

应解剖出足够长的门静脉。在获取了胰腺而肝脏门静脉较短时,这一点尤为重要。静脉应从后方解剖（这是避免损伤最安全的位置）直至门静脉分叉(图 6-27)。

环形游离此静脉,将其与周围的疏松泡状组织分离。解剖或游离的小静脉分支可以结扎。

门静脉游离后,在门静脉放置导管以便在再次灌注前冲洗供体(图 6-28)。

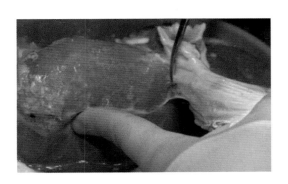

图 6-23　剥离横膈。

关闭腔静脉肝上端时,要确认肝静脉流出道不受缝合或钉合线的影响。

腔静脉吻合口应照顾到 RHV、MHV 和 LHV 以保证理想的静脉引流。

有证据表明,再灌注前用血液冲洗肝脏会改善移植肝早期功能。

游离肝动脉树

器官获取医师应该记录动脉解剖情况。但

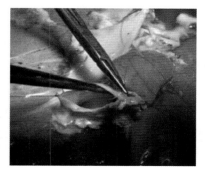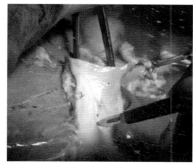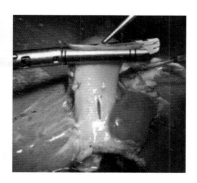

图 6-26　闭合腔静脉端以及静脉对口吻合开口。

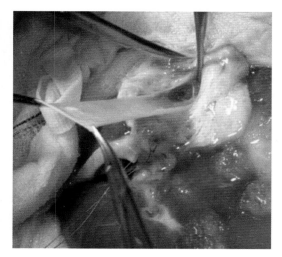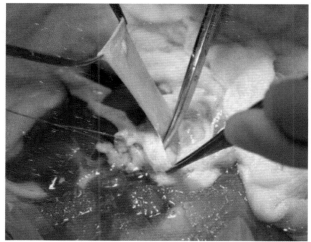

图 6-27　游离门静脉。

是,在离体修整阶段发现漏诊损伤并不少见。

> 应意识到肝动脉树会有漏诊损伤。

　　动脉准备取决于肝脏是独立获取还是与胰腺整块获取。如果是肝脏独立获取,肝动脉树的准备首先要识别脾动脉和 GDA 残端。

　　肝动脉的游离从主动脉片向肝脏的方向进行(图 6-29)。

　　游离过程中要识别脾动脉残端、胃左动脉和 GDA。应朝向肝门进行游离,直至肝动脉分叉部位,以确认动脉解剖标准且完好无损。

> 不要在动脉与胆总管之间进行游离,否则可能会损伤胆道的血供。

　　肝动脉树游离后(图 6-30),用冷灌注检查血管的完整性。任何渗漏点均应使用 6-0 到 8-0 普理灵线缝合(图 6-31)。通常让 GDA 残端敞开着以便在动脉再灌注时放血。

　　如果肝脏是和胰腺一块获取的,动脉准备必须保证这两个器官的动脉供血得以保留。

　　把肝脏和胰腺放置于解剖位置,在游离门静脉后,沿胰腺边缘分离腹腔干,并将脾动脉分离、切断。沿近端进行游离,找出 GDA 并切断。一旦胰腺被分离,便可按上述方法游离近侧肝动脉树(图 6-32)。

变异肝动脉及其重建

　　几种动脉解剖变异在图 6-17 中已进行描述和说明。

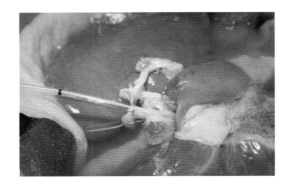

图 6-28　门静脉插管。

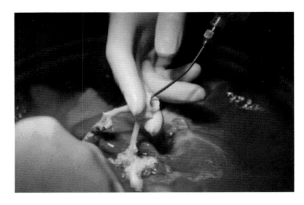

图 6-31　动脉树冲洗。

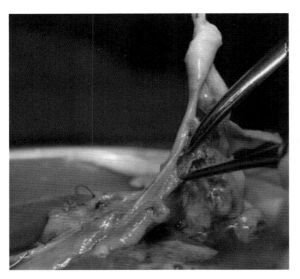

图 6-29　游离动脉树。

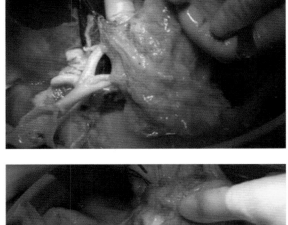

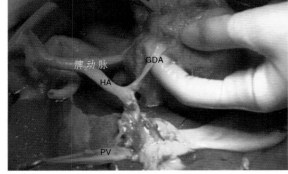

图 6-32　肝脏-胰腺整体获取的动脉树台面解剖。

应仔细游离 ALHA，所有肝外分支均应结扎以减少再灌注时出血。保留胃左动脉与腹腔干以便与受体动脉吻合。

如前所述，如果已获取胰腺而且供体有解剖变异，ARHA 就需要重建。最常见的是，重建涉及将 ARHA 吻合于供体 GDA 的残端。修整

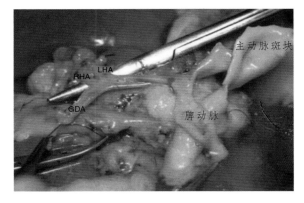

图 6-30　完成的动脉游离。

医师还应了解受者肝动脉的解剖,特别是存在变异或副肝动脉时,可将其用于与供体 ARHA 进行动脉吻合的备选。但是,大多数医生更喜欢在修整时重建 ARHA。

最常用的 ARHA 重建术有如下几种:

●ARHA 吻合于供体 GDA(最常用)(图 6-33)。

●ARHA 吻合于供体脾动脉(图 6-34)。

这两者之间的选择取决于血管的口径和长度,以及重建后动脉树的布局,以避免血管扭曲和弯折。

●用供体 SMA 把 SMA 吻合于腹腔干,以

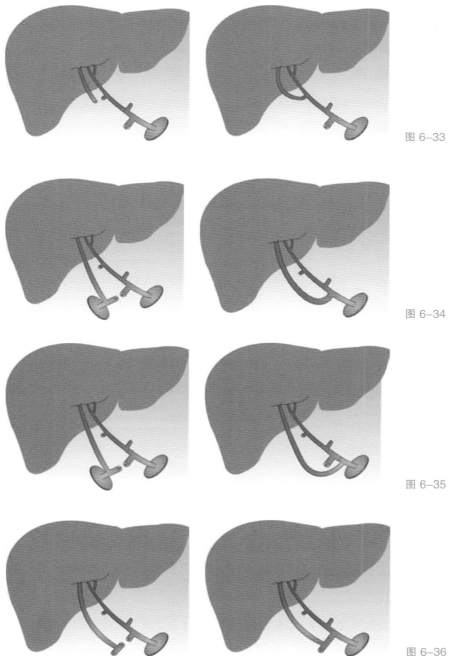

图 6-33

图 6-34

图 6-35

图 6-36

便与受体动脉吻合(图 6-35)。

这种方式在 SMA 和腹腔干单独或整体取自一个腹主动脉片时是可行的。

●用供体腹腔干把 SMA 吻合于脾动脉,以便与受体动脉吻合(图 6-36)。

●独立的动脉吻合(如果受者存在 ARHA)。

●两个动脉分别吻合于受者的左右肝动脉(少见)。

大多数动脉损伤发生于获取的冷灌注阶段,涉及未发现的 ARHA,偶尔涉及 ALHA。在这种情况下,ARHA 的重建步骤与上述相似。

如果 ALHA 已损伤,在肝门处又没有发现 ALHA,应进行修整重建(即替代肝左动脉)。如果确认存在 ALHA 而副肝血管较细,可将其结扎。

胆道

离体修整阶段不进行胆道游离而且不切除胆囊。

总　结

●检查相关文件和器官获取信息。

●整个手术过程中肝脏应保持在 4℃。

●检查肝脏的损伤、大小和脂肪变性程度。

●游离下腔静脉,缝合/结扎膈和肾上腺静脉。

●游离门静脉达到足够的长度。

●游离肝动脉,检查是否存在变异或遗漏的动脉。

●如有需要,重建右肝动脉。

●检查所有血管的完整性。

●如果尚未完成受体肝切除术,需将肝脏包装于冰盒中。

(杨涛　方振宇　译)

参考文献

1 Urena MA, Moreno Gonzalez E, Romero CJ, et al. An approach to the rational use of steatotic donor livers in liver transplantation. *Hepatogastroenterology* 1999; 46(26):1164–73.

2 Maluf DG, Edwards EB, Stravitz RT, et al. Impact of the donor risk index on the outcome of hepatitis C virus-positive liver transplant recipients. *Liver Transplant* 2009; 15(6):592–9.

3 de Graaf EL, Kench J, Dilworth P, Shackel NA, et al. Grade of deceased donor liver macrovesicular steatosis impacts graft and recipient outcomes more than donor risk index. *Gastroenterol Hepatol* 2011, (Epub).

4 Feng S, Goodrich NP, Bragg-Gresham JL, et al. Characteristics associated with liver graft failure: the concept of a donor risk index. *Am J Transplant* 2006; 6(4):783–90.

5 Starzl TE, Hakala TR, Shaw BW Jr, et al. A flexible procedure for multiple cadaveric organ procurement. *Surg Gynecol Obstet* 1984; 158:223–30.

6 Rosenthal JT, Shaw BJ Jr, Hardesty RL,. Principles of multiple organ procurement from cadaver donors. *Ann Surg* 1983; 198:617–21.

7 Nghiem DD. Rapid exenteration for multiorgan harvesting: a new technique for the unstable donor. *Transplant Proc* 1996; 28:256–7.

8 Colledan M, Doglia M, Fassati LR, et al. Liver perfusion in multiorgan harvesting for transplantation. *Transplant Proc* 1988; 20:847–8.

9 Gabel M, Liden H, Norrby J, et al. Early function of liver grafts preserved with or without portal perfusion. *Transplant Proc* 2001; 33:2527–8.

10 de Ville de Goyet J, Hausleithner V, Malaise J, et al. Liver procurement without in situ portal perfusion. A safe procedure for more flexible multiple organ harvesting. *Transplantation* 1994; 57:1328–32.

11 Iaria G, Tisone G, Pisani F, et al. High-pressure perfusion versus gravity perfusion in liver harvesting: results from a prospective randomized study. *Transplant Proc* 2001; 33:957–8.

12 Moench C, Moench K, Lohse AW, et al. Prevention of ischemic-type biliary lesions by arterial back-table pressure perfusion. *Liver Transplant* 2003; 9: 285–9.

13 Tokunaga Y, Ozaki N, Wakashiro S, et al. Effects of perfusion pressure during flushing on the viability of the procured liver using noninvasive fluorometry. *Transplantation* 1988; 45:1031–5.

第 **7** 章

心脏死亡供体的供肝获取

Paolo Muiesan

引言

来自于 DCD 的腹腔器官或肺脏,已经成功用于器官移植并获认可。近年来,随着供体器官获取步骤标准化,供体器官可以迅速降温,亦使得额外的 DCD 供肾恢复并利用成为可能。文献报道的 DCD 供肝获取技术大同小异[1,2]。对于利用 DCD 供肝,各器官移植中心曾持以相当谨慎的态度,其中最重要的筛选环节是对其活力的评估,以避免延长的供体热缺血时间(DWIT)导致移植物损伤,包括 PNF、移植物功能延迟恢复和缺血性胆道狭窄(ITBS)。

根据心脏停搏的时间不同,DCD 可以分为两种主要类型:可控型与不可控型(表 7-1)。鉴于此,供肝获取方法亦不同。

可控型 DCD

可控型 DCD 由终末期疾病所致,例如大多来源于严重的、不可逆性神经系统损害。可控型 DCD 在重症监护室或者手术室,经历了有计划地撤除生命支持系统后所致的心脏停搏。因此与不可控型 DCD 相比,供体器官热缺血时间更短,预后更好。Maastricht Ⅲ 型供体,在撤除生命支持系统后等待心脏停搏的供体占可控型 DCD 供体的大多数,但仍有一部分 DBD,由于家属不希望在其心脏停止跳动前开始进行器官获取,则属于可控型 DCD 的 Maastricht Ⅳ 型。

撤除生命支持系统前的准备

在有计划地撤除生命支持系统前,外科器官获取小组应提前一段时间到达医院,再次回

表 7-1 DCD 的 Maastricht 分类

分类	分型	潜在供体状态	院内科室
Ⅰ	不可控型	入院前死亡	急诊
Ⅱ	不可控型	心肺复苏失败	急诊
Ⅲ	可控型	有计划地撤除生命支持后,等待心脏停搏	重症监护室
Ⅳ	可控型	脑死亡患者发生心脏骤停	重症监护室

顾供体的病历资料、病史、知情同意书以及其他文件。这段时间也为进行供体器官低温灌注和冲洗的必要准备争得了时间。具体准备步骤如下：

准备器官灌注管路

首先将动脉灌注管路连接至 18-F 导管（例如 William Harvey 动脉灌注插管）或者其他适合的动脉灌注插管。然后将管路预充低黏滞性灌注液（例如 Marshall 灌注液），并驱除气泡。一般情况下需要灌注 4 袋 1L 规格的 Marshall 灌注液，第一袋灌注液中加 20000 单位肝素，如前面章节所述，静脉输液用加压袋用于维持主动脉灌注系统压力。

将门静脉灌注管路连接至 16-F 门静脉插管，并预充 UW 液。第一升 UW 液中也加入 20 000 单位肝素。此外门静脉灌注液中还需添加以下成分：

● 青霉素（120 万单位溶解于 20mL 生理盐水）每袋 400mg，即 4mL（如果供体青霉素过敏则不用）。

● 地塞米松（16mg，浓度为 4mg/mL，每袋 4mL）。

● 注射用胰岛素（每袋 40 单位，即 0.4mL）。

灌注管路用 Kelly 钳夹闭以便在手术台上控制灌注操作。

修肝台准备

应该提前准备修肝台，用 2L 无菌碎冰填充单独的修肝盆，并用 1L UW 液进行表面降温。

DBTL 也可作为腹主动脉插管的备选方案。DBTL 导管适用于曾有胸部手术史、胸骨切开较困难或家属不能接受胸骨切开的情况。

手术台准备

器械护士应该将器械台整理归类，以便快速开腹及腹主动脉插管，减少心脏停搏至低温灌注之间的时间间隔（器械包括手术刀、组织剪、腹部牵开器、腹主动脉插管、直角钳、结扎线、胸骨电锯、胸骨局部牵开器、长弯钳）。

团队简报

外科医生应与团队其他成员详尽讨论个体化的 DCD 供体器官获取步骤，特别是特殊的步骤（例如腹主动脉瘤、既往胸部手术史等情况）。

如果有胸部器官获取组在场，那么腹部器官获取组应该与他们讨论获取步骤，以保证所有器官均能快速、安全地获取。

● 对于 DCD 器官获取步骤进行简短的团队讨论。

● 核查供体相关文件。

● 准备修肝台及灌注管路。

● 切勿：
  ○ 进入撤除生命支持系统现场。
  ○ 干扰死亡确认。
  ○ 干扰患者护理治疗。

撤除生命支持系统以及缺血时间界定

患者的主治医师（通常为重症监护室人员）断开呼吸机并拔除气管插管，停止正性肌力药物等治疗措施。

在某些国家，撤机前给予血管扩张剂或肝素是合法的，但是在英国不合法。对于 Maastricht Ⅳ 型供体，已经确认脑死亡的情况下，肝素及血管扩张剂可以并应当在撤机前给予，以改善供体器官灌注效果。而且在这种情况下，不需要再次确认死亡或者经历 5 分钟等待期。是否给予止痛药根据当地治疗方案而定。

移植协调员与患者家庭成员一起参与撤机过程，并每隔 5 分钟记录血压及氧饱和度变化。

主治医师在患者心脏停搏 5 分钟后确认死亡，此后患者被迅速转运至手术室。留取血液标本作为最后的血清学及生化资料。

供体热缺血时间在全世界范围内因地域不同而定义不同。

在英国，DWIT 开始于供体收缩压低于 50mmHg 或氧饱和度低于 70%，以便更好地反映供肝有效灌注不足,直至低温灌注开始。而在美国,DWIT 定义为撤机之后至低温灌注开始之间的时间间隔。根据美国移植医师协会最新指南,亦有下述区别:

● 总 DWIT 定义为撤机至低温灌注开始之间的时间间隔。

● 真实 DWIT 定义为平均动脉压 60mmHg 至低温灌注开始之间的时间间隔。

因此,美国真实 DWIT 与英国 DWIT 及其他欧洲移植中心 DWIT 定义是等同的,而为了更加安全地利用 DCD 供肝,DWIT 可接受的上限为 30 分钟[3]。

冷缺血时间(CIT)是指从低温灌注开始至供肝在受体体内恢复血供之间的时间间隔。

> 对于 DCD,肝移植的 CIT 应小于 8 小时。

如果 CIT 超过 8 小时或 12 小时,则术后 60 天内移植肝衰竭的风险分别上升至 30% 或 58%。DCD 器官获取流程如图 7-1 所示。

- 放弃治疗时间:
  - 肝脏 60 分钟。
  - 胰腺 60 分钟。
  - 肾脏 2 小时(有些中心可达 4 小时)。
- 供体热缺血时间
  - 肝脏 30 分钟。
  - 胰腺 30 分钟。
  - 肾脏 60 分钟。

DCD 器官获取手术步骤与技术

供体处于仰卧位,使用抗菌溶液快速消毒皮肤,铺巾采用大张轻质一次性使用无菌巾以节省时间。Steri-Drape 无菌手术贴膜覆盖胸腹术野。

标准的手术步骤来自于 Casavilla 等提出的快速获取技术[4]。采用胸骨颈静脉切迹至耻骨的正中切口,在心脏停搏的情况下使用手术

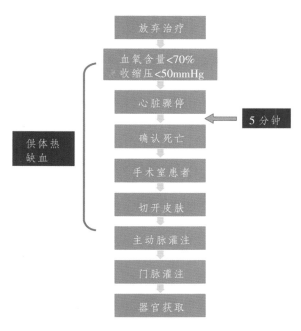

图 7-1　DCD 器官获取流程。

刀而无需使用电刀。抬高腹壁迅速到达腹膜腔,以避免损伤腹腔脏器。使用腹腔拉钩暴露术野,腹腔拉钩应提前处于半开状态以便迅速安放。

然后切开盲肠及回肠处的腹膜翻折,翻开小肠暴露腹主动脉与髂血管分叉处以便快速识别腹主动脉并插管(图 7-2 和图 7-3)。

> 快速识别腹主动脉应于骶骨岬水平。

一旦腹主动脉插管后,应该立即开始低温灌注含 20 000 单位肝素的低黏滞性保存液(例如 Marshall 灌注液)。插管应妥善固定防止移位。

IVC 可在腹腔段或胸腔段剪开以便灌注液流出,推荐剪开胸腔段作为流出道,可以通过剪开膈肌或胸骨切开来实现。开始低温灌注后,应该迅速剪开流出道,以避免腹腔脏器瘀血。

供体腹腔及胸腔应放置大量生理盐水冰泥(包括结肠旁沟、小网膜及肝脏表面)以便迅速降温。

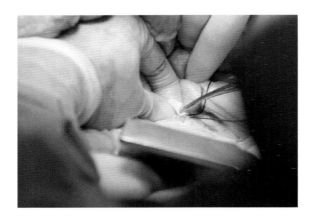

图 7-2 暴露腹主动脉并切开。

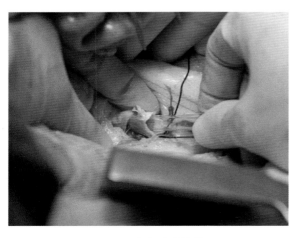

图 7-3 腹主动脉插管。

通过 Gigli 或半自动胸骨锯切开胸骨进入胸腔,用处于半开状态的 Finocchetto 牵开器快速牵开胸骨及肋骨,并剪开心包膜及右心房以建立通畅的流出道。剪开两侧胸膜腔以便存储流出液,并用两根吸引器及时清理流出的血液或灌注液。

抬起左肺, 暴露降段胸主动脉,使用长 Robert 钳予以夹闭,避免灌注液分流。

夹闭胸主动脉可以有效避免灌注液分流至胸腔造成浪费,其后可用加压袋将 Marshall 灌注液加压至 200mmHg,以增加腹主动脉灌注压力。如果仅采用重力灌注 UW 液或 HTK 液,则肝动脉灌注压力只能达到 19mmHg 或 16mmHg[5]。

在 DCD 供肝获取过程中, 应采用双重灌注以避免腹主动脉血凝块阻塞,严重影响灌注效果。

门静脉系统由 SMV 插管, 灌注 1L 包含 20 000 单位肝素的 UW 液。SMV 在肠系膜根部寻找,并于胰腺下缘处插管。一般位于横结肠系膜与小肠系膜起始部的凹槽内。应避免肠系膜下静脉插管,因其管径偏细影响灌注效果,而且容易造成胰腺水肿。

如果同时获取胰腺,那么在分离出胆总管之后,游离门静脉,并于十二指肠边缘 1cm 处插管。应游离门静脉以保证通畅引流,避免胰腺瘀血。

用 Kelly 钳夹住胆囊底部,剪开 2cm 切口。然后用吸引器洗净胆囊内残余胆汁,并用膀胱冲洗器及大量低温生理盐水冲洗胆囊腔,胆总管用 10mL 注射器及低温生理盐水冲洗。

其余获取步骤与脑死亡供体快速获取过程类似。

肝脏、胰腺及肾脏

首先进行肝脏获取, 然后是胰腺及肾脏。部分移植中心习惯于肝脏及胰腺整体联合获取,然后在器官修整时再进行分离,但是这种方法并无明显优势。

第一袋的腹主动脉 UW 液及门静脉 UW 液必须加入 20 000 单位肝素,其后的灌注液无需加入药物。

门静脉原位灌注 800mL 到 1000mL UW 液后,可以放慢灌注速度。

而在腹主动脉的第一袋 UW 液灌注完成后,可以停止加压灌注,其后仅靠重力进行灌注。这些步骤与获取医生进行确认方可进行。

肝脏及肺脏

关于 DCD 供体肺脏获取的技术屡有报道。其重要意义在于,肺脏可以耐受更长的热缺血时间,因此胸外科医生可以等待腹主动脉插管及门静脉插管完成后,再进行肺脏插管及加压灌注。

因为可以耐受更长时间的热缺血,因此允许首先进行肝脏及胰腺获取,尽量减少这两个脏器的热缺血时间。其后肺脏获取可与肾脏获取同时进行。

DCD 器官快速获取技术细节改进

改进首先以胸骨切开,或者右心房剪开技术为中心,以避免下腔静脉特别是肝脏瘀血。这种方法会延迟 2~3 分钟的腹主动脉插管时间。然后是开腹及腹主动脉插管,在腹主动脉灌注开始后,夹闭膈肌水平的主动脉并开始加压灌注。

早期胸骨切开改进技术有两方面优点:

1. 可以避免肝脏及其他腹腔脏器瘀血,将腔静脉流出的血液及灌注液引流至胸腔,以保持腹部术野清晰。

2. 便于迅速夹闭胸主动脉,迅速形成加压灌注,并可防止灌注液分流至胸腔造成浪费。

简而言之,这种改进可以减少肝脏瘀血,提高灌注质量并便于外科解剖分离,从而减少 DWIT 时间。

其与 Casavilla 技术略有不同之处还在于改进了腹主动脉的固定方法,从而更快地进行腹主动脉插管。

DCD 获取步骤包括

● 胸腹切开术。

● 主动脉插管,开始冷灌注。

● IVC 排气(在腹部和胸部)。

● 夹住膈上的主动脉。

● 局部冷却。

● 肝门插管灌注。

● 冲刷肝管。

● 冷却阶段横切。

DCD 器官局部常温灌注技术(NRP)

NRP 技术即常温体外膜肺氧合技术(NEC-MO),是一种改善 DCD 供体器官质量,扩大供体池的新技术。它成为心脏停搏至成功获取之间的桥梁,可以恢复边缘 DCD 供体器官的功能。它还可以恢复局部器官血供,从而能够在有血供的条件下进行器官活力评估。NRP 有助于遭受缺血损伤的非可控型 DCD 供肝功能恢复,改善肝移植预后。NRP 技术可以扩大供体池,对于 Maastricht Ⅲ 型 DCD 供体器官的效果是令人鼓舞的,使得更多的 DCD 边缘供肝可以被利用。

NRP 技术对改善非可控性 DCD 供肝预后,已经显示出巨大的潜力。而且 NRP 技术还将成为未来可控型 DCD 供肝的标准保存技术[6]。

这项技术原理在于心脏停搏后恢复局部器官的血供及氧合。在美国密歇根大学医学院,允许在潜在 DCD 供体心脏停搏之前,在局麻条件下进行股动脉及股静脉插管,并允许全身肝素化。对侧的股动脉植入气囊导管以便于阻断胸主动脉,防止心脏及大脑恢复血供。在宣布死亡以后,NRP 系统开始运行,按照以下步骤持续运行 90~120 分钟:

● 100% 纯氧流量为 4L/分钟。

● 调节流速至 $PaCO_2$ 维持在 30~50mmHg 水平。

● 给予碳酸氢钠,pH 值维持在 7.1。

● 给予肝素,维持凝血时间大于 500 秒。

这种 NRP 技术方案亦可用于传统的 DCD 供体,开腹后迅速进行腹主动脉及腔静脉置管(图 7-4 和图 7-5)。

一旦 NRP 运行结束后,器官获取小组立即开始胸腹切开,进行低温灌注及器官获取。

建立 NRP 辅助的 DCD 获取流程是较为复杂的。在目前的法律及伦理原则框架内,对

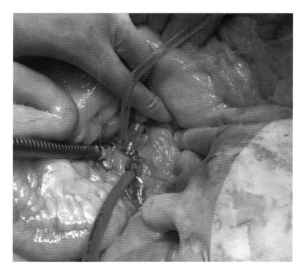

图 7-4　标准 DCD 供体的腹主动脉及下腔静脉插管。

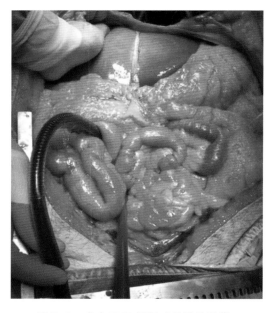

图 7-5　术中 NRP 运行时的腹腔脏器。

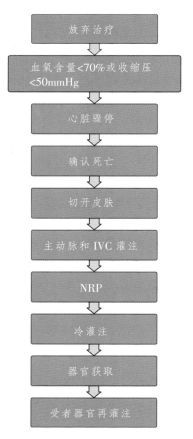

图 7-6　NRP 辅助 DCD 供体器官获取流程。

其进行修改是必要而又复杂的。如果 NRP 技术辅助的 DCD 器官获取成功实施，将会改善 DCD 供体器官质量，更重要的是它改变了对 DCD 器官获取的传统观念。这种技术的未来最终将会由公众认知、专业领域及患者共同决定。NRP 辅助的 DCD 器官获取流程如图 7-6 所示。

修整台补充灌注及包装

修整台上的动脉加压灌注是 DCD 器官获取过程中的必要环节，可以有效地防止术后缺血性胆道并发症。肝动脉及门静脉 UW 液灌注量分别为 400mL 及 600mL 以内。推荐的腹主动脉灌注压力应该在 80~120mmHg 水平。使用肝素穿刺针及 UW 液对胆总管进行数次冲洗，以降低术后缺血性胆道疾病及肝内胆管狭窄等胆道并发症的发生风险。

不可控型 DCD

不可控型 DCD 多属于创伤所致，属于年轻及健康的供体，但是利用此类供体仍受限制。其多在经历较长时间心肺复苏过程之后死亡，肝实质遭受热缺血损害，其程度难以准确判定。

Maastricht Ⅰ型和Ⅱ型 DCD 供体在西班牙较为多见，因为法医学原因，当地撤机及可控型的 DCD 供体器官捐献尚未得到充分支持。因为器官捐献需要迅速进行，而患者家属等捐献决策者又难以迅速做出捐献的决定。

器官获取步骤及技术

应对不可控型 DCD，需要专门的特殊团队全天 24 小时时刻准备。在马德里，专用的救护车连同经历重症监护训练的内科医师及护士，随时准备为危重患者提供强化的医疗救护。

如果潜在的 Maastricht Ⅰ型或Ⅱ型 DCD 供体发生心脏停搏，并且所有复苏措施失败，那么将停止心肺复苏(CPR)5 分钟，然后宣布其死亡。在死亡宣布之后，无论在移动式监护室或者急诊室，均应继续采用手工或机器按压的方式恢复 CPR。全自动的按压机器(包括活塞、压力均衡带、CPR 背心及 Lund 心脏停搏系统)提供高质量的胸部按压，与人工按压方式相比，可以更高效地维持器官灌注[7]。低温灌注液无法维持不可控型 DCD 器官活力，目前已经被 NRP 技术所替代。监测并维持血流动力学参数及循环血流量直至低温保存开始[8]。

获取过程分为三步：

第一步：运行 NRP 同时进行解剖游离。

第二步：停止 NRP 及 CPR。

第三步：采用标准获取步骤及低温保存液，灌注并获取器官。

机械通气、体外按压及 NRP 对于维持不可控型 DCD 器官活力均具有重要意义，可以提供时间便于患者家庭做出是否捐献的决定。NRP 技术可以维持较长时间的器官活力，便于寻找患者亲属，并提供决定捐献的考虑时间。

保存液

为了保证最佳的保存质量，有效的 DCD 器官微循环灌注是非常重要的。如果 DCD 器官微循环内血液未灌注完全，那么胆道冲洗意义及器官活力均会受到影响。

尚未有充分证据证实室温条件下，用纤维蛋白溶解剂进行预灌洗可以改善器官质量或者提高患者预后。如果某个器官获取小组想要进行这种操作，必须同其他器官获取小组进行讨论，探讨其优势及操作细节，因为这种操作会明显延长低温灌注时间及热缺血时间。

应借鉴克利夫兰移植中心的做法，在肝脏低温保存结束至开放血流之间的时间段，给予纤维蛋白溶解剂。从肝动脉给予重组组织型纤维蛋白酶原激活剂(rTPA)(0.5mg/100g 移植物)。如果凝血机制较差，可降低剂量(0.2~0.4mg/100g 移植物)。其后需要进行盐水冲洗及受体血液冲洗，以避免 rTPA 干扰受体凝血机制[9]。

DCD 供肝的冷缺血时间应小于 8 小时，因此目前大多数以晶体成分为核心的低黏滞性保存液是适合的，包括 Euro-Collins、Marshall、HTK 及 Celsior 保存液。近年来 HTK 液被广泛用于 DCD 供肝灌注及保存。

HTK 液与 UW 液相比具有低黏滞性、降温速度快、低钾及费用较低等优势，由于低钾，供肝恢复血供前无需再次冲洗。然而根据美国 UNOS 的统计数据，575 例 UW 液保存的供肝与 254 例 HTK 液保存的供肝相比，HTK 液增加移植物衰竭风险约 44%[10]。

> 相对于 UW 液，使用 HTK 液面临较高的移植失败风险。

相关研究已经证实，原位重力灌注无法达到合适的肝动脉灌注压力，因此原位或离体加压灌注对于改善肝动脉系统灌注效果，改善胆道微循环系统灌注效果，降低术后胆道并发症发生率具有一定作用。

尽管供肝机械低温灌注具有理论上的优势，但是并未获得供肾机械灌注技术那样的普及。Guarrera 等首次证实了 DCD 供肝 HMP 的安全性及稳定性，在哥伦比亚大学医学中心进行的该项研究中，共计 20 例患者接受了 HMP 技术保存的 DCD 供肝[11]。

DCD 供肝活力评估

评估 DCD 供体是否适合捐献肝脏仍然是困难的，往往取决于器官获取及移植医生的经验。根据文献报道，以下参数可用于筛选较好的 DCD 供肝[12,13]。

理想的 DCD 供肝参数包括：
- 年龄小于 50 岁。
- DWIT 小于 2 分钟。
- CIT 小于 8 小时。
- 极少的脂肪变性。

如果满足以上条件，则移植预后接近标准的脑死亡供肝。

DCD 供肝较脑死亡供肝更为肿胀，而决定其是否适合移植主要取决于肉眼所见、灌注效果、脂肪变程度及供体相关参数。

供肝活检意义有限，而血流开放后的供肝活检，DCD 供肝与脑死亡供肝并无明显差别。其他标志物，包括谷胱甘肽 S-转移酶、黄嘌呤氧化酶并无法用于 DCD 供肝活力评估。用于评价肝细胞活力的台盼蓝染色可用于 DCD 供肝评估，尽管对移植肝筛选并无重要价值[14]。

体外的供肝机械灌注（低温或者常温）是前景良好的保存方式，将会改善 DCD 供肝安全性及移植预后。未来将会出现对于可控型或者不可控型 DCD 供肝的保存、修复及活力评估的新方法，这些 DCD 供肝亦会挑战甚至超越无心跳供体甚至活体供肝。

总 结

- 向团队简要介绍步骤。
- 检查供体相关文件。
- 启动程序前先设置台面与灌注包。
- 注意器官特异性放弃治疗和供体热缺血时间。
- 一种经改进的超快速器官获取技术改进了器官灌注，促进器官更快恢复，减少热缺血时间。
- 在 DCD 中采用主动脉和门静脉双重灌注。
- 全身性纤溶蛋白溶解的优势目前尚不清楚。
- HTK 液保存方法正在被广泛应用，但相对于 UW 液而言，其与器官移植的较高风险性相关。
- DCD 肝脏难以评估，取决于医生的经验。
- 台面动脉灌注(加压)在降低缺血型胆管狭窄发生率的方面是有效的。
- DCD 肝脏应与小于 8 小时的 CIT 一同移植。
- 不可控 DCD(Maastricht Ⅰ 型和 Ⅱ 型)在未来将有巨大的扩展潜力。
- 不可控 DCD 器官获取需要特定的组织和获取过程。
- 常温区域灌注是一种新技术，可提高器官 DCD 恢复质量，使捐献者群体增加。

（史源 张玮晔 译）

参考文献

1　Matsuno N, Uchiyama M, Sakurai E, et al. Liver transplantation from non-heart-beating donors: liver procurement without *in situ* portal flush. *Transplant Proc* 1996; 28(1):203–4.

2　Rapaport FT, Anaise D. Technical aspects of organ procurement from the non-heart-beating cadaver donor for clinical transplantation. *Transplant Proc* 1993; 25(1 Pt 2):1507–8.

3　Reich DJ, Mulligan DC, Abt PL, et al. ASTS Standards on Organ Transplantation Committee. ASTS recommended practice guidelines for controlled donation after cardiac death organ procurement and transplantation. *Am J Transplant* 2009; 9:2004–11.

4　Casavilla A, Ramirez C, Shapiro R, et al. Experience with liver and kidney allografts from non-heart-beating donors. *Transplantation* 1995; 59:197–203.

5　Moench C, Heimann A, Foltys D, et al. Flow and pressure during liver preservation under *ex situ* and *in situ* perfusion with University of Wisconsin solution and histidine–tryptophan–ketoglutarate solution. *Eur Surg Res* 2007; 39:175–81.

6　Migliocca JF, Magee JC, Rowe SA, et al. Extracorporeal support for organ donation after cardiac death effectively expands the donor pool. *J Trauma* 2005; 58(6):1095–101.

7　Quintela J, Gala B, Baamonde I, et al. Long-term results for liver transplantation from non-heart-beating donors maintained with chest and abdominal compression–decompression. *Transplant Proc* 2005; 37:3857–8.

8　Fondevila C, Hessheimer AJ, Ruiz A, et al. Liver transplant using donors after unexpected cardiac death: novel preservation protocol and acceptance criteria. *Am J Transplant* 2007; 7(7):1849–55.

9　Hashimoto K, Eghtesad B, Gunasekaran G, et al. Use of tissue plasminogen activator in liver transplantation from donation after cardiac death donors. *Am J Transplant* 2010; 10(12):2665–72.

10　Stewart ZA, Cameron AM, Singer AL, et al. Histidine–tryptophan–ketoglutarate (HTK) is associated with reduced graft survival in deceased donor livers, especially those donated after cardiac death. *Am J Transplant* 2009; 9:286–93.

11　Guarrera JV, Henry SD, Samstein B, et al. Hypothermic machine preservation in human liver transplantation: the first clinical series. *Am J Transplant* 2010; 10:372–81.

12　Chan EY, Olson LC, Kisthard JA, et al. Ischemic cholangiopathy following liver transplantation from donation after cardiac death donors. *Liver Transplant* 2008; 14(5):604–10.

13　Mateo R, Cho Y, Singh G, et al. Risk factors for graft survival after liver transplantation from donation after cardiac death donors: an analysis of OPTN/UNOS data. *Am J Transplant* 2006; 6(4):791–6.

14　Hughes RD, Mitry RR, Dhawan A, et al. Isolation of hepatocytes from livers from non-heart-beating donors for cell transplantation. *Liver Transplant* 2006; 12(5):713–17.

第 8 章

原位肝劈离

Koji Washimoko, John Fung

引言

劈离式肝移植(SLT)是一种将整个尸体供肝分离成两个功能性移植物的解决器官短缺的行之有效的技术。自劈离肝移植技术应用以来，大多数合适的器官被一个儿童和一个成人共享[1]。对于儿童患者来说，劈离式肝移植能够极其有效地减少其等待时间及降低死亡率[2,3]。从 2000 年以来，也有少量劈离式肝移植用于两个成年人，并获得普遍认可[4,5,6]。然而，劈离式肝移植常规化仍具有挑战性，这是由于一些技术和后勤的问题，特别是在那些采用 MELD 评分为基础的国家分配系统来管理器官分配的地方[7]。

最初，劈离式肝移植采用在传统整肝获取之后离体劈离的方式。该技术的缺点是长时间修肝导致的较长冷缺血时间，以及再灌注后潜在的出血风险[8]。原位劈离在克服这些问题的同时也会增加获取手术时间，需要胸和其他腹部团队间更多的协调配合[8]。

供受体评估

仔细选择供体和受体是劈离肝移植成功的关键[9]。供体年龄应不大于 50 岁，并且肝功能正常。劈离本身就是一个影响供体质量的因素，因此应避免出现任何额外的负面因素[10]。入院时高体重指数(BMI)、酗酒史和低血小板计数均是排除供体肝脏脂肪变性和纤维化的概率的重要信息。高钠血症和血管活性药物支持治疗可能是一个负面因素，但是，决定继续劈离需要结合其他因素(如估计的冷缺血时间、供者/捐献者的 ICU 停留时间、MELD 评分、门脉高压程度和受体功能状态)考虑。

> 肝劈离供体标准：
> ● 年龄小于 50 岁。
> ● 正常肝功能检测(低于正常值的 2~3 倍)。
> ● 短的 ICU 停留(时间少于 5 天)。
> ● 预计冷缺血时间(少于 8 小时)。
> ● 高血钠和升压药(正性肌力药物)是需要考虑的重要因素，但不是绝对禁忌证。

供体的外科医生肉眼评估至关重要。肝脏质地的评估包括外观的颜色和质地的一致性。如果肝的外观不正常，需进行肝活检。病理性改变，如大泡性脂肪变性、炎症、纤维化和胆汁淤积等，均是劈离的禁忌证。

> 肉眼和活检评估视后的劈离禁忌证：
> ● 脂肪肝：大泡性脂肪变性(超过 10%)。
> ● 炎症。
> ● 纤维化。
> ● 胆汁淤积。

一旦决定劈离，供肝修整团队必须配合受体外科医生将冷缺血时间降到最低。

移植物大小是一个重要的问题。经镰状韧带的劈离产生一个左外叶(S2-3)和右三叶(S1+S4-8)(图8-1上A线)。左外叶移植物通常适合儿童受者。当受体为婴幼儿时,移植受体质量比(GRWR)应不超过5%。如果超过5%,这部分移植物仍需进一步减体积,避免腹部闭合困难问题和后续的血管并发症。如劈离给两个成年患者使用,供体肝脏需劈离成右叶(整肝的60%~70%)和左叶(整肝的30%~40%)(B线)。

在活体肝移植中,满足受体代谢需求的最低移植肝质量一般为GRWR最低在0.6%~0.8%之间,而对于劈离肝移植,最小GRWR仍不清楚。鉴于劈离肝移植存在一些负面因素,如冷缺血时间较长和捐献者脑死亡状态下的血流动力学不稳定等,GRWR至少应该大于0.8%,理想情况下大于1.0%[11]。

在受体选择上,小体重并门脉高压轻微的成年人适宜选择左半肝进行移植。右半肝移植的受者选择则可以更自由一些,但严重门静脉高压受者则应估计GRWR不小于1.0%[11]。使用右三叶移植物的适应证则与整肝一样。

只要移植物有一套完整的血管和胆道引流系统,解剖变异并不认为是劈离的禁忌证。在大多数情况下,腔静脉和胆总管分配给右侧移植物(成人腔静脉不适宜儿童受者)。在左/右劈离中,肝中静脉一般分配给左叶。对于右叶,较大的前段引流静脉应重建,防止移植物瘀血。腹腔干和门脉主干左右皆可分配,具体分配哪边通常取决于对于整个移植物来说哪个受者更主要,同时还取决于受者的大小和解剖(如门静脉血栓的存在)等情况。

供体和受体评估摘要

● 在肝劈离前考虑供体因素:年龄,BMI饮酒史,入院血小板计数,ICU停留时间,高钠血症,正性肌力治疗(升压治疗),预计冷缺血时间。
● 受体选择因素包括:MELD评分,门脉高压症程度,功能状态。
● 当为两个成年人受者进行肝劈离时,GRWR应至少大于0.8%,大于1.0%更理想。
● 小体重门脉高压症轻微的成年人受者是左叶移植物的良好候选者。
● 低龄幼儿受者的GRWR不应超过5%。
● 右三叶移植物受者的选择标准与移植物整体移植的受者选择标准相同。

外科技术

左半肝(S1-4)和右半肝(S5-8)的游离和暴露

手术取胸骨上缘到耻骨的正中切口。结扎

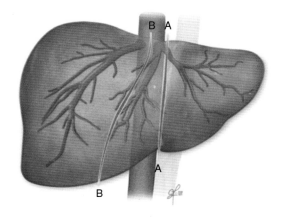

图 8-1　肝脏劈离选择。

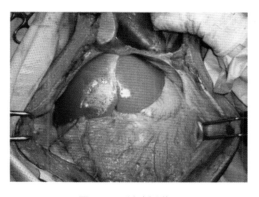

图 8-2　肝脏评价。

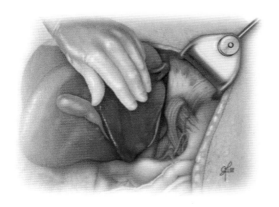

图 8-3　显露肝中和肝左静脉。

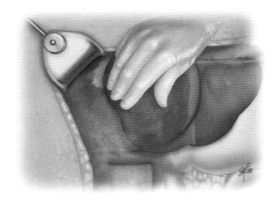

图 8-4　游离肝右叶。

并切断圆韧带。镰状韧带电切开后,胸骨电锯劈开。应用巴尔弗牵开器暴露腹腔。直视评估肝脏,确保可以用于劈离(图 8-2)。

如果肝脏外观不正常,应进行肝活检或即刻中止劈离。左右半肝估计重量应及时通知受者的外科医生。

游离左三角韧带、冠状韧带和肝胃韧带可以暴露肝脏左外侧段。如果有副肝左动脉,应保留。如果肝胃韧带内有较粗的静脉,即使搏动不明显也提示可能存在副肝左动脉。

解剖和暴露肝左和肝中静脉的基部(图 8-3)。

离断右侧三角韧带和冠状韧带。

助手轻轻扶住右半肝以便更好地暴露外侧面。需高度注意,以免撕裂肝脏被膜(图 8-4)。

切开肝肾韧带和肝脏裸露区域,直到露出肝后腔静脉。第三肝门(肝脏与腔静脉韧带)一般不需分离,除非腔静脉属于左半肝。

肝门解剖

胆囊需摘除。通过胆囊管进行胆管造影以排除任何不适宜劈离的解剖变异。如果供者所在医院不具备胆管造影技术,可以离断远端胆总管探查胆道。

术者探查肝门以便明确肝动脉解剖及走行。替代肝右动脉通常走行在门静脉后方。

识别并离断肝动脉的分叉处(图 8-5)。

活体肝移植进行右半肝切除时,解剖肝门

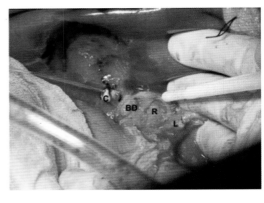

图 8-5　解剖肝动脉。(BD:胆管;C:胆囊性管;L:左肝动脉;R:右肝动脉)

必须沿着胆道右侧,并且动脉分叉处不予解剖以确保胆总管血液供应。然而,在劈离肝脏时,动脉需在分叉处断开。

肝门右侧需切开,便于游离门脉主干和识别替代右肝动脉。然而,由于这一步可以安全地在修整台上完成,故不需要在钳闭腹主动脉灌注开始之前完成。断开左叶肝短静脉,以便于从腔静脉上分离出左侧尾状叶。这一步也可以很容易和安全地在修整台上完成。

> 门静脉游离和肝左叶短静脉结扎均可在修整台安全地完成。

肝脏悬吊准备

悬吊的目的是便于将肝实质沿腔静脉和肝

门切线分离开。肝右和肝中静脉间的分离线需解剖和暴露。肝脏和肝后腔静脉之间的空隙需

沿这个分离线向下通开(图 8-6)。

通过提起右半肝,Kelly 钳可以沿着肝下下腔静脉前方水平引入到前述肝后和肝中静脉间的分离部位。轻柔盲剖 4~5cm 后,Kelly 钳便出现在肝右和肝中静脉之间(图 8-7)。

用 Kelly 钳夹住一条系带,将其穿过这条

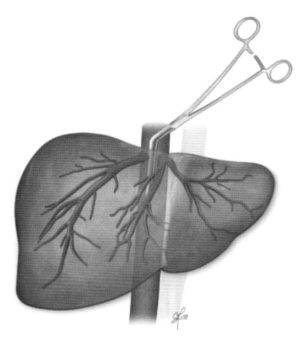

图 8-6 显露下腔静脉前面的间隙。

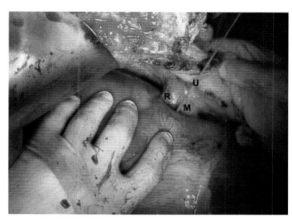

图 8-8 系带相对于肝静脉的位置。(IVC:肝下下腔静脉;M:肝中静脉;R:右肝静脉;U:系带)

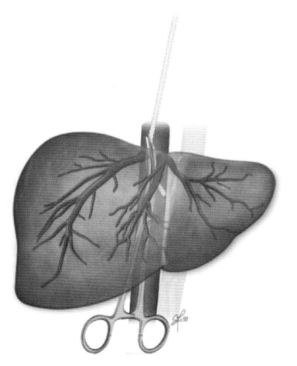

图 8-7 完成肝后及腔静脉前间隙的打通。

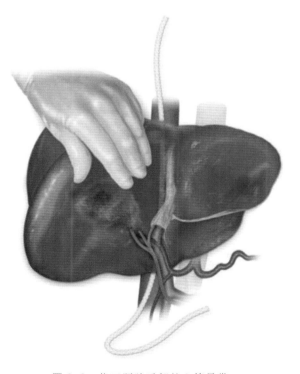

图 8-9 位于肝脏后部的血管吊带。

通道(图 8-8、图 8-9 和图 8-10)。

　　一些肝短静脉分支可以在打通道之前离断以预防出血,但大于 5mm 的分支必须保留,以保证右半肝有更好的静脉引流。

　　把角度钳从 A 点(肝门分叉点上方 0.5cm 处)引入肝实质内并在肝门后面通过。角度钳的顶端出现在 B 点 (分叉点下面 0.5cm 处),将系带拉回到肝实质内(图 8-11)。

　　角度钳经过的部位没有大血管或胆管,因此这步操作只可能发生轻微出血(图 8-12)。

　　如果角度钳由这个分叉点的头侧边缘进入,其尖端可能进入肝门结构,导致严重出血或胆汁泄漏。

> 直角钳应通过肝实质,不应沿着肝门的头侧边缘,以避免严重损伤肝门。

肝实质部分的劈离(分离)

　　把肝脏向左侧旋转,在右膈下空间放置海绵。沿 Cantlie 线用电凝标出分离线(图 8-13)。

　　这条线可以加深到 0.5~1cm,因为此处没有重要的血管结构(图 8-14 和图 8-15)。

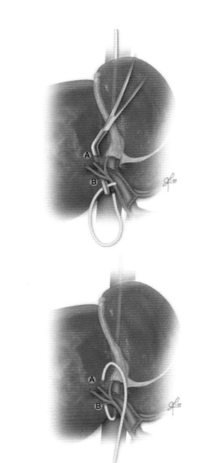

图 8-11　系带位于肝门结构前方。

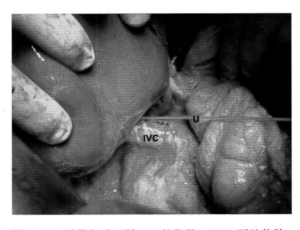

图 8-10　系带相对于肝 IVC 的位置。(IVC:下腔静脉；U:系带)

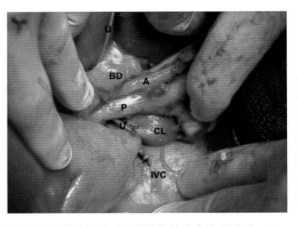

图 8-12　系带相对于肝门结构的术中位置示图。(A:肝动脉；B:胆管；CL:尾叶；IVC:下腔静脉；P:门静脉；U:系带)

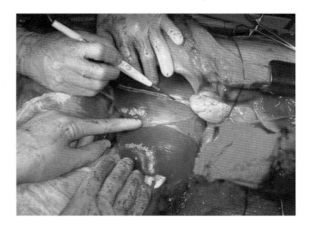

图 8-13　表面标注的劈离线。

由于确定左右肝劈离时的劈离线依据的是肝中静脉的解剖位置，因此不必通过临时性半肝血流入口阻断确认分界线。

肝实质的分离可以用供者所在医院任何可用的方法进行（钳夹技术、COSA、LigaSure、双极电刀等）(图 8-16)。通常不必进行肝门血流阻断。

如果分离过程中发生大出血而且供体情况不稳定，要果断停止劈离，并与胸部团队合作进行阻断步骤。

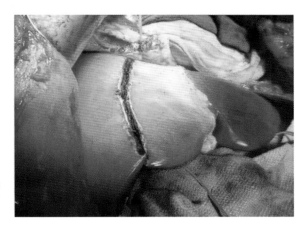

图 8-14　肝脏前方表面的浅表肝实质劈离(分离)。

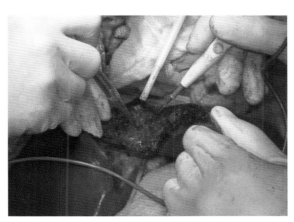

图 8-16　肝实质劈离技术。

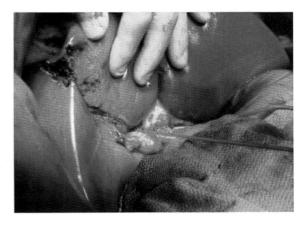

图 8-15　肝脏下方表面的浅表肝实质劈离(分离)。

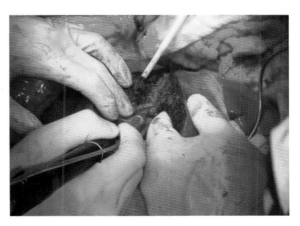

图 8-17　结扎 5 段静脉。

肝实质内的血管通常容易识别。可以将小血管(小于 1mm)电凝。较大的血管则需结扎或钳闭,这取决于它们的大小。肝中静脉留在肝左叶。

识别和跟踪肝中静脉分支,直到识别出 5 段静脉 (V5)(图 8-17)。把 V5 系在肝中静脉上,并夹在右半肝侧。

8 段静脉(V8)也以同样方式离断(图 8-18)。

为防止肝中静脉的小分支出血,分离线应在肝中静脉右侧,给肝中静脉保留一层肝实质组织。

在肝实质分离过程中,要把系带两端向上牵引(图 8-19)。

这种方法通过将肝脏提离腔静脉帮助肝脏暴露和止血。一旦发现 V5,便可进行后续的肝实质横切,以保持切断面垂直于系带。遇到大的肝右下静脉时必须将其保留。

肝脏已被完全分为左右两半,而且肝后下腔静脉前方也已暴露(图 8-20)。

此时供肝已做好阻断前准备。在与胸部团队协调之后,静脉注射肝素 30 000 单位。肝素注入 3 分钟后,将分叉水平的远端主动脉结扎,并在肾下腹主动脉插管。阻断腹腔干上腹主动脉,然后可以开始冷灌注。

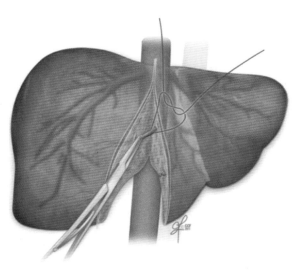

图 8-18 结扎 8 段静脉。

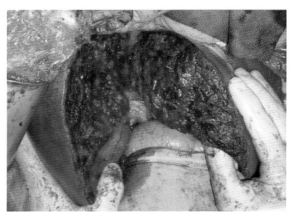

图 8-20 完成后的肝实质分离。

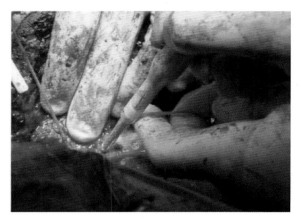

图 8-19 牵引可辅助肝实质分离。

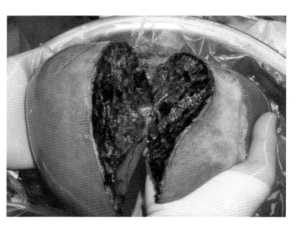

图 8-21 修整台上劈离开的肝脏。

冷灌注开始后，移去 V5 和 V8 上的夹子，以确保充分灌注并避免前段的充血。

随即用标准的冷解剖技术取出供肝（图8-21）。

供者外科医生必须获取足够长度和质量好的髂动静脉。如果髂动静脉移植物需与胰腺和小肠团队共享，必须获取更多的移植血管（例如颈动脉、锁骨下动静脉、股动静脉、颈内静脉和无名静脉等）。

劈离左右半肝的修整台准备

将供肝放在一个盆里，以便通过门静脉主干进行灌注。确认肝脏已完全浸在冷保存液中之后，在腔静脉上下边缘各放置一根缝合线。结扎肾上腺静脉和膈静脉（图8-22）。

将肝左和肝中静脉的共同管道连同一块腔静脉补丁一起切下来（图8-23和图8-24）。

这种技术可以确保良好的肝左叶流出道而不需要应用在活体肝移植经常使用的静脉成形术（图8-25）[12]。腔静脉上的缺口则提供了良好的来自需要行静脉成形术 V5 和 V8 的血管成形（参见肝中静脉分支的重建相关章节）。

离断肝左叶的肝短静脉，以便将左尾状叶与腔静脉分离开。如果未在原位进行门静脉主干离断，此时应在其分叉处进行离断。

门静脉左支需从距分叉处 2~3mm 处离断（图8-26）。门静脉左支的尾状分支通常需要结

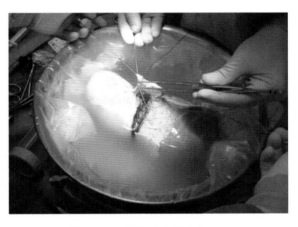

图 8-22　结扎下腔静脉分支。

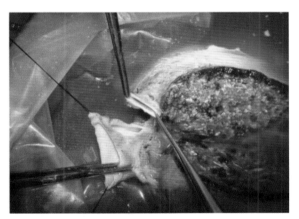

图 8-24　横切完成后的左移植肝静脉流出口。

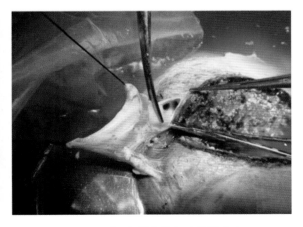

图 8-23　中、左肝静脉与腔静脉分离。

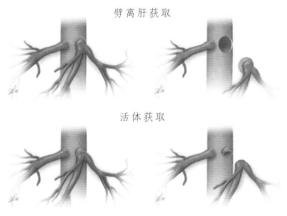

图 8-25　劈离与活体供肝 MHV/LHV/获取的比较。

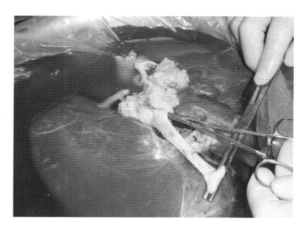

图 8-26 横切左门静脉。

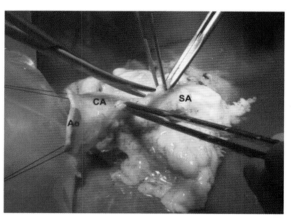

图 8-28 动脉离断。(Ao:主动脉斑;CA:腹腔动脉;SA:脾动脉)

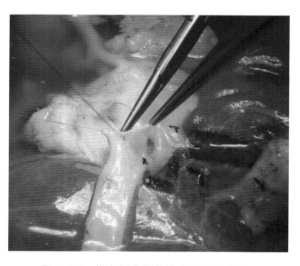

图 8-27 横向闭合门静脉主干的缺损处。

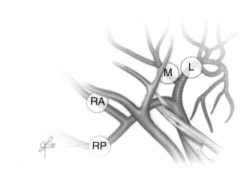

图 8-29 右肝动脉的离断。(L:左肝动脉;M:中肝动脉;RA:右肝动脉的前支;RP:右肝动脉的后支)

扎和离断。

　　门静脉主干断端要用 6-0 普理灵缝线连续缝合关闭(图 8-27)。

> 由于狭窄风险高,不要纵向关闭断端。

　　动脉系统解剖到距脾动脉起始部 1cm 处(图 8-28)。

　　游离和确认动脉分叉。肝固有动脉和肝左右动脉不必进行不必要的骨骼化。

　　肝右动脉从分叉远端离断(图 8-29)。

　　必须高度注意,不要离动脉主干太近离断

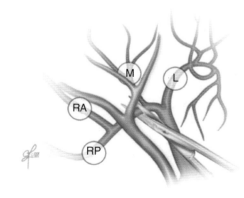

图 8-30 右肝动脉正确的横切面。(L:左肝动脉;M:中肝动脉;RA:右肝动脉前支;RP:右肝动脉后支)

动脉。当肝中动脉发自肝右动脉时,肝右动脉需在肝中动脉远端离断(图 8-30)。

> 不考虑中肝动脉的解剖,右肝动脉应在肝总管左侧横断以保证其动脉血供。

这时,在肝门只有肝管和肝门板完好无损(图 8-31)。

再次探查胆管,确认胆管分叉的位置(图 8-32)。

将左肝管连带肝门板在离分叉 0.5cm 处离断(图 8-33)。

用 6-0 普理灵缝线连续缝合左肝管的近端断口。从左肝管远端注入保存液来检查肝门板和断面有无渗漏。任何渗漏处必须缝合。

现在,左半肝已可以用于移植(图 8-34)。

肝中静脉分支引流的重建

准备用供体髂静脉重建 V5 和 V8。如果发现静脉腔内有静脉瓣,应将其去除。

将其近端直接吻合在肝左和肝中静脉所在腔静脉的缺损处(图 8-35)。

使用 6-0 普理灵缝线行端侧或端端吻合重建 V5。随后用 6-0 普理灵缝线行端侧吻合

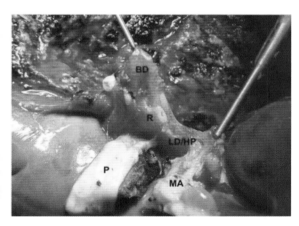

图 8-31　完成血管横切后的术中示图。(BD: 胆管;LD/HP:左肝管和肝门板;MA:肝主动脉;P:门静脉;R:右肝动脉)

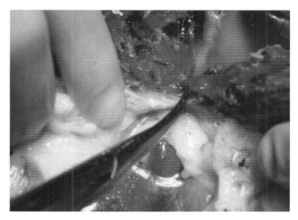

图 8-33　横切左肝管。

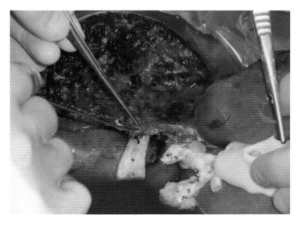

图 8-32　识别肝门部胆管解剖结构。

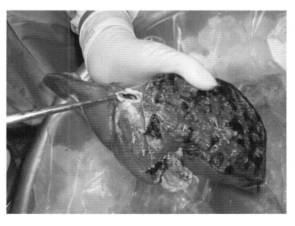

图 8-34　肝左叶移植物最终外观。

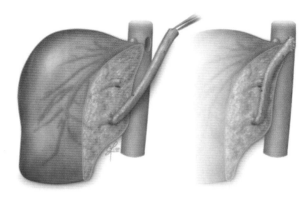

图 8-35 V5 和 V8 的重建选择。

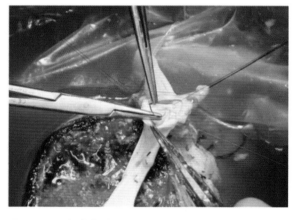

图 8-36 将髂静脉移植物与 MHV/LHV 腔静脉口吻合。

重建 V8。

最后，使用 5-0 普理灵缝线将髂静脉移植物近端和腔静脉缺损处进行端侧吻合（图 8-36）。

将保存液注入胆总管来检查有无渗漏。任何渗漏处都必须缝合。现在，右半肝已做好了植入准备（图 8-37）。

左外叶 (S2+3) 和右三叶 (S1, S4-8) 肝移植物的原位劈离

正中胸骨切开和剖腹后，评估供肝。左外叶松解方式同左/右劈离（见图 9-3）。要高度关注肝胃韧带中有无副肝左动脉存在。如果存在，必须将其保留。静脉韧带松解后，肝左静脉更易暴露。肝左静脉不需要包裹。

肝门需用手工探查，以明确动脉解剖结构。识别肝动脉分叉点，并将其解剖出来。在左肝动脉后方找出门静脉左支。因为动脉和门静脉的离断可以在修整台上安全地完成，故只需在原位做最小的解剖。

沿镰状韧带右侧在供肝表面电凝出离断线。肝实质的横切可以使用供者所在医院的任何方法进行（钳夹技术、COSA、LigaSure、水刀技术等）。结扎和离断肝中叶的 Glisson 系统。

供血系统劈离后，肝中叶会局部缺血（图

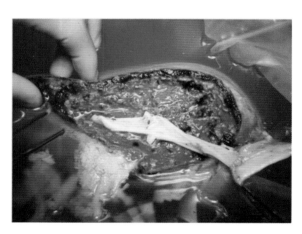

图 8-37 右叶肝移植物的最终外观。

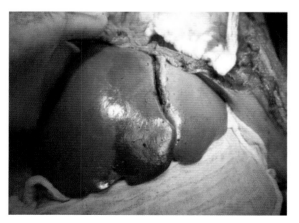

图 8-38 第 4 段的缺血表现。

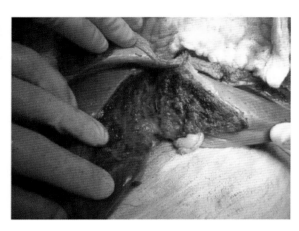

图 8-39　完成横切后的肝实质。

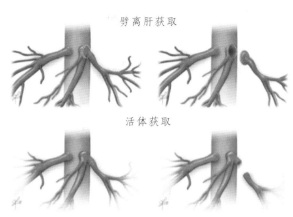

图 8-41　劈离肝与活体供肝 LHV 获取的比较。

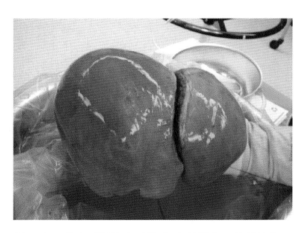

图 8-40　劈离后肝的台面外观(左外侧和三段移植物)。

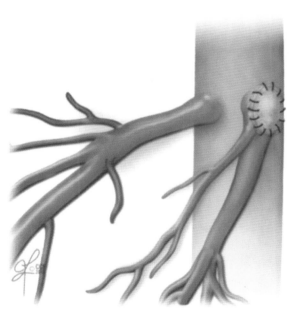

图 8-42　LHV 缺陷的补片修补。

8-38)。然而,这并不影响右三叶的移植效果,内侧段并不需要被切除。

将静脉电凝、结扎或钳夹,采用何种方式取决于它们的大小。通常,在肝实质横切时不必进行入肝血流阻断。

肝实质已完全分离为左外叶和右三叶移植物(图 8-39)。

在腹主动脉钳夹阻断后,将供肝用标准的冷解剖技术从供体中取出(图 8-40)。

分离为左外叶和右三叶移植物的修整台准备

在对腔静脉进行标准处理后,切断肝左静脉连带腔静脉袢,以便给左外叶移植物留出足

够长的静脉套。

这种技术使移植时的静脉吻合难度比活体肝移植难度要小(图 8-41)。

这种技术不影响右三叶移植物的肝中静脉回流。用一块供体髂静脉移植物修补肝左静脉所在的腔静脉上缺损处。因为腔静脉片是连同肝左静脉一起切下的,故仅是原位闭合这一缺口会影响肝中静脉的回流(图 8-42)。

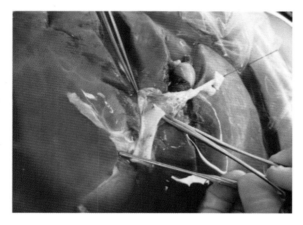

图 8-43　左外侧劈离部分的左门静脉离断。

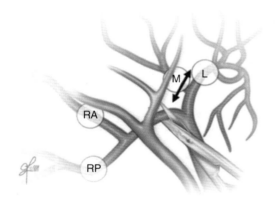

图 8-44　左外侧劈离时的肝动脉横切选择。(L:左肝动脉;M:中肝动脉;RA:右肝动脉前支;RP:右肝动脉后支)

结扎和离断门静脉尾状分支。门静脉左支需游离并在离分叉点 2~3mm 处进行离断（图 8-43）。

门静脉主干残端用 6-0 普理灵缝线横向闭合（如之前图 8-27 所示）。

将肝右动脉在分叉点远端横切（图 8-29）。肝中动脉保留在右三叶移植物上,以确保肝中叶动脉血供。然而,如果肝中动脉发自肝左动脉也可以将其切除(图 8-44)。

这时,肝门处只有肝管和肝门板完好无损。探查胆道系统以明确其解剖结构。在肝实质分离线处横切左肝管和肝门板。保存液从左肝管远端注入以检查有无渗漏。任何渗漏

均必须缝合。现在,左外叶移植物已做好移植前准备。

用 6-0 普理灵缝线连续缝合左肝管的近侧残端。保存液注入胆总管以检查有无渗漏。任何渗漏均必须缝合。现在,右三叶移植物已做好移植前准备。

总　结

- 所有符合标准的捐献者应作劈肝考虑。
- 与胸部器官获取团队和其他腹部器官获取团队讨论劈肝计划。
- 原位肝脏劈离对后勤支持要求苛刻,但可最大限度地减少两部分移植物的冷缺血时间。
- 对两个成年人进行肝脏分离在技术上更具挑战性,但更为可行。
- 如在劈肝过程中供体情况不稳定,则需果断阻断处理。
- 供体和受体的选择是保证成功结果的关键因素。

（吴斌 蔡金贞 译）

参考文献

1 Renz JF, Emond JC, Yersiz H, et al. Split-liver transplantation in the United States: outcomes of a national survey. *Ann Surg* 2004; 239:172-81.

2 Deshpande RR, Bowles MJ, Vilca-Melendez H, et al. Results of split liver transplantation in children. *Ann Surg* 2002; 236:248-53.

3 Becker NS, Barshes NR, Aloia TA, et al. Analysis of recent pediatric orthotopic liver transplantation outcomes indicates that allograft type is no longer a predictor of survivals. *Liver Transplant* 2008; 14:1125-32.

4 Humar A, Ramcharan T, Sielaff TD, et al. Split liver transplantation for two adult recipients: an initial experience. *Am J Transplant* 2001; 1:366-72.

5 Broering DC, Wilms C, Lenk C, et al. Technical refinements and results in full-right full-left splitting of the deceased donor liver. *Ann Surg* 2005; 242:802-12.

6 Cescon M, Grazi GL, Ravaioli M, et al. Conventional split liver transplantation for two adult recipients: a recent experience in a single European center. *Transplantation*

2009; 88:1117–22.

7 Hong JC, Yersiz H, Farmer DG, et al. Long-term outcomes for whole and segmental liver grafts in adult and pediatric liver transplant recipients: a 10-year comparative analysis of 2,988 cases. *J Am Coll Surg* 2009; 208:682–89.

8 Hong JC, Yersiz H, Busuttil RW. Where are we today in split liver transplantation? *Curr Opin Organ Transplant* 2011; 16:269–73.

9 Emre S, Umman V. Split liver transplantation: an overview. *Transplant Proc* 2011; 43:884–7.

10 Feng S, Goodrich NP, Bragg-Gresham JL, et al. Characteristics associated with liver graft failure: the concept of a donor risk index. *Am J Transplant* 2006; 6:783–90.

11 Dahm F, Georgiev P, Clavien PA. Small-for-size syndrome after partial liver transplantation: definition, mechanisms of disease and clinical implications. *Am J Transplant* 2005; 5:2605–10.

12 Suehiro T, Shimada M, Kishikawa K, et al. Impact of graft hepatic vein inferior vena cava reconstruction with graft venoplasty and inferior vena cava cavoplasty in living donor adult liver transplantation using a left lobe graft. *Transplantation* 2005; 80:964–8.

第 9 章

离体肝劈离

Dieter C. Bröering

引言

1989 年德国外科医生 Pichlmayr 实施了世界首例劈离式肝移植,该项技术的基础是体外将肝脏劈离成一个左外叶和一个扩大的右半肝,分别给予小儿和成人[1]。后来,世界上其他几个中心证实了该项技术的安全性和可行性[2]。1995 年,Rogiers 通过将劈离的过程在体内原位进行从而将这一技术进行了改良[3,4]。目前,如何决定离体或原位劈离肝脏是由后勤方面的条件所决定的,因为两者的结果无明显差异。同原位劈离相比,离体肝脏劈离在实施起来有更大的可操作性,而且在劈离前可以明确是否有解剖学变异,但其缺点是缺血时间较长,移植物过早的复温会带来风险。

沿着 Cantlie 线将肝脏劈离为两个半肝,分别移植给两个成年人是劈离式肝移植的又一技术进步[5]。尽管劈离式肝移植的技术已经很成熟,但由于器官分配系统的强制因素(重患优先),此项技术仍没有得到广泛应用。

供体的选择标准

选择合适的供体是劈离式肝移植能否成功的基石。近几年来已经建立了劈离式肝移植的供体选择标准。

劈离式肝移植的供体选择标准:
- 供体年龄小于 50 岁。
- 血流动力学稳定。
- 没有或小剂量应用升压药物。
- 血清钠小于 160mmol/L。
- ALT 和 AST 低于正常值的两倍。
- GGT 低于正常值的两倍。
- BMI:< 30。
- ICU 停留时间:< 5 天。

多项研究表明,完全符合上述标准的供体行劈离式肝移植是安全的。如果有一条不符合上述标准,行左外叶劈离式肝移植是可行的。

只有完全符合上述标准,才能进行左、右半肝劈离,否则两侧的半肝移植物都会面临小肝综合征的结果。

预计的 GRWR 必须大于或等于 1%。由于脑死亡导致供肝的额外损伤,不允许 GRWR 低于 0.8%。劈离时还要考虑脂肪变性程度。对于左外叶劈离式肝移植,供肝的脂肪变性程度不要大于 30%;而左、右半肝劈离肝移植的脂肪变性程度不要大于 15%。

受体的选择

选择合适的受体对于劈离式肝移植的安全、成功实施至关重要。首要的选择标准是受体的体重及其 GRWR。目前比较公认的是 GRWR 必须大于或等于 1%[6]，尽管有报道表明，GRWR 小于 0.8% 也取得了相似效果[7,8]，但 GRWR 大于或等于 1% 是通常接受的标准。

此外受体的体重并不是唯一影响因素；受者的全身状况及其多种危险因素也对预后有重要影响。应当应用于精心选择的受者，同时对高度紧急的患者因为效果差应谨慎应用[8,9]。有研究表明劈离式肝移植用于高危患者的预后不良[10,11]。

对存在严重门静脉高压的患者也需特别注意。当移植物体积较小和严重门静脉高压同时存在时，门静脉高灌注对移植物造成损伤[12-13]，导致动脉血流代偿性降低[14]和移植物失功。

> 因此，对严重门静脉高压患者不得进行边缘体积的肝脏移植物移植。

左外叶供肝

左外叶供肝包括肝脏的 II、III 段，体积约 250cm³，大约是全肝的 20%~25%[15]，通常分配供给小儿受者。对于大多数小儿受者，左外叶供肝的体积通常偏大，因为大多数儿童的体重小于 25kg，大肝比小肝更为常见。如果供肝体积相对于受者腹腔过大，应使用硬胶网片暂时关腹，以便对移植肝进行灌注。3~7 天后移植肝脏体积缩小再进行最终关腹。

> 对于小儿受者，左外侧劈离获得的左外侧移植物也可以在高度紧急状况下进行安全移植，因为移植物大小几乎可以满足每个危重患儿的需要。

扩大的右半供肝

左外侧劈离获取的扩大的右半供肝包括肝脏的 I 段和 IV~VIII 段，体积约为 1100cm³，约占全肝体积的 75%。对于平均体重的成年人，扩大的右半供肝大多数情况下和全肝一样进行分配，因为其 GRWR 大于 1%。前述方面的问题应当被充分认知，应当谨慎选择受者并避免伴有以往腹部手术史的高度紧急的受者，因为这类患者多需要耗时的肝脏切除手术，这将会进一步延长已经延长的劈离移植物的冷缺血时间。

标准的左右半肝

上文所述的供肝选择标准对标准的左右半肝供肝尤为重要，左右半肝劈离所产生的移植物体积也限制了合适受者的选择范围。右半供肝（ V~VIII 段）的重量约为 700~900g，受体的体重应在 80kg 以下。左半肝（ I~IV 段）的重量约为 300~600g，受体的体重应在 60kg 以下[16-20]。通常在西方国家的移植中心，约 20% 的等待患者适合接受左半肝供肝。

离体左外叶劈离步骤

按常规步骤切取全供肝。在切取过程中要确认和记录变异的肝门解剖结构，尤其是有无替代或辅助肝动脉。经腹主动脉原位灌注保存液之后，在修整台上还要经门静脉断端另行补灌；切除胆囊后（无压力）冲洗胆道。将供肝放在低温保存液中转运至移植中心。1~2 小时后供肝达到 0℃~4℃ 的最佳保存温度。应尽量缩短供肝的整个冷缺血时间（包括 1~2 小时劈离手术时间）。

> 为避免移植物修整劈离过程中的复温，在整个劈离过程中都应将其保存在冷溶液中，并且避免术者用温手接触肝脏。

将供肝保存在充满保存液的容器中，而且

在整个劈离过程中供肝的方位要保持不变。在劈离过程中肝门的解剖视角应与开放式肝手术相同,因为每一位肝外科医生都熟悉这一视角,从而避免了解剖结构的混淆(图9-1)。

在劈离开始之前,必须详细评估整个肝脏的质量和解剖结构。

质量

首先观察肝脏颜色和质地。如果有显著脂肪变性(左外叶劈离大于30%,左右半肝劈离中超过15%)则应进行活检,以提供脂肪变性的组织学证据。

> 脂肪肝程度超过30%是劈离术的禁忌证。

对明显的肝纤维化同样如此。在排除了肝脏医源性或创伤性损伤之后,接下来要评估胆道系统和肝动脉的质量。整个肝脏的大体损伤也应视为劈离术的禁忌证。若在左右肝动脉水平发现有硬化斑块或动脉瘤,则应放弃劈离术。肝外胆道系统有明显炎症也是劈离术的禁忌证。

解剖

解剖评估先从整肝的重量开始。其实际重量应与计算的或估计的标准体积进行比较。如果实际肝脏体积较标准肝脏体积大出很多,应进行肝脏活检,以排除与肝肿大相关的肝脏疾病,令人感到意外的是,大肝比小肝危险性更大。

仔细观察肝脏左右叶的比例及左外叶(Ⅱ和Ⅲ段)的大小,选择合适的受体。应根据评估的GRWR选择受体,目标是GRWR大于1%。

- 通过下腔静脉的肝上开口可以直接观察肝左静脉的解剖。此外,用探子探查肝左静脉有助于识别其在左外侧叶内的属支以及跨过预定劈离面的较大静脉(Ⅱ段或Ⅳ段静脉)。肝左静脉的各种变异很少成为劈离手术的禁忌证。

- 肝动脉分叉的大体探查和肝中动脉(Ⅳ段动脉)的确定,是进行肝脏劈离前检查肝脏解剖的最后几步。在分离动脉干时必须要认识并考虑动脉的解剖变异。只有严重的变异(例如为肝脏血供来自多支小动脉)或动脉疾病(例如动脉瘤)才被认定为肝脏劈离的禁忌证。

- 用保存液冲洗肝内的胆道系统,冲洗出有毒的胆汁。如果肝实质的劈面正好位于镰状韧带上,左脐板的劈离线正好位于门静脉左主支后面,则不必行胆管造影(图9-2)。

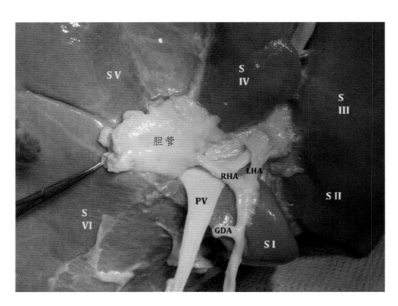

图9-1　完成肝门部处理后,肝和肝门的视图(该视图与开放性肝手术相同,因而便于检查肝的解剖结构。要注意的是胆总管的周围组织应保持完好无损,以避免损伤胆管系统的血供。门静脉和肝动脉已做好横切准备)。(GDA:胃十二指肠动脉;LHA:左肝动脉;PV:门静脉;RHA:右肝动脉;S:节段)

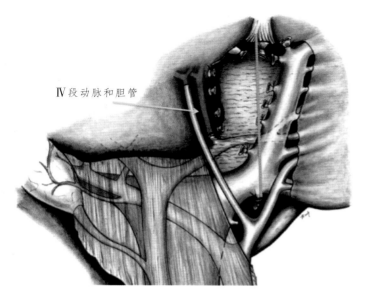

Ⅳ 段动脉和胆管

图 9-2　左外侧离体劈离期间脐板的横切线以橙色线示出。这条横切线可避免损伤Ⅳ段动脉和Ⅳ段胆管的整体性。

肝劈离的禁忌证：

- 脂肪变性程度超过30%。
- 大的肝脏外伤。
- 肝动脉左右分支夹层或粥样硬化斑块。
- 肝外胆道明显感染。
- 门静脉左支主干缺如。
- 肝动脉疾病(例如动脉瘤)。

左外叶离体劈离技术

　　首先分离血管，这与原位劈离相反。在对整个肝脏进行常规修整后，肝动脉主干的精细解剖从腹腔干开始，这将排除任何源自胃左动脉的替代或副肝左动脉。如果一条主要的肝左动脉源自肝胃韧带内的胃左动脉，则必须将这条通向左外侧叶的动脉从其起始部最多约 1cm 处离断。

　　不要对替代左肝动脉的肝脏入口做过度解剖游离，会带来不必要的动脉损伤风险。

　　肝左动脉周围的结缔组织可防止其受到损伤和发生扭结。即使有起自胃左动脉的替代肝左动脉也必须确定并找到正常位置的肝动

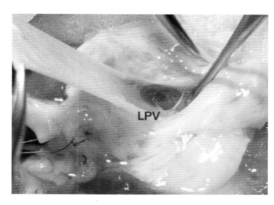

图 9-3　朝分叉部离断门静脉，以确认左门静脉。(Courtesy of Mr Gabriel C. Oniscu)

脉分支,以排除在正常的肝左动脉位置有任何额外的细小肝左动脉的出现。

　　将门静脉主干向其交叉部位游离,以确认存在门静脉左支(图 9-3)。

　　应避免解剖胆道,以减少肝外胆道损伤和去血管化的风险。供者的胆总管要剪得尽量短,正好在胆囊管和胆总管的连接处上方即可,供肝的胆囊管应当被去除。在适当缩短肝外胆道系统之后,再次用灌注液冲洗胆道,并使用金属套管探查胆道以了解肝内胆道的解剖结构。

　　在识别出肝固有动脉分为肝左和肝右动脉的分叉部以后,进一步解剖和分离动脉结

构。然后要找出Ⅳ段动脉,选定切断动脉干的正确部位。对于将动脉主干留给左侧还是右侧移植物仍然存在争议。然而,将动脉主干留在首要受体所用的移植物那一侧能够被广泛接受。如果这一器官里首先分配给一名成人受者,那么动脉主干应当保留在右侧移植物上,这可以将成人受者所冒的风险最小化。

离断动脉干时应考虑Ⅳ段动脉的解剖结构(图9-4)。

如果Ⅳ段动脉源自肝右动脉,肝左动脉可以在其肝固有动脉上的起始部离断。大多数情况下,Ⅳ段肝动脉源自肝左动脉。因此要偏向左外侧离断肝左动脉以保留Ⅳ段的动脉血流。

大多数肝脏在左外叶和Ⅳ段之间有肝实质连接,将门静脉左支覆盖。有些供肝的副或替代Ⅲ段胆管也位于此区域。在这种情况下,这一组织桥需要用刀或锋利的剪刀进行分离以便于替代左外侧叶胆道后期与受者小肠进行吻合。如果此处存在的是细小的Ⅲ段副胆管,则需要仔细闭合,以避免后期在受者体内出现胆漏。切开此处肝实质后沿纵面剖开左门

静脉外层组织,直到左门静脉主干的顶端(Rex隐窝),游离出所有起自门静脉左支主干朝向Ⅳ段的门脉属支。这样起自门静脉主干朝向Ⅳ段的门脉属支能够被保留下来。

在此阶段,术者必须确保Ⅳ段动脉在游离过程中不会受到损伤。

门静脉左支主干的分离要持续向左以达到足够远的部位。从门静脉左支发出的Ⅰ段分支需要结扎,而从门静脉主干发出的则要保留(图9-5和图9-6)。

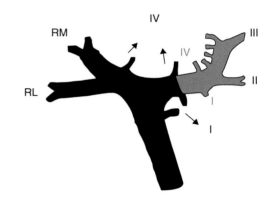

图9-5 通过Ⅰ段门脉分支进行Ⅳ段灌注,继续灌注源自主要门静脉分叉的门静脉分支,以及自右侧主要门静脉进行Ⅳ段门静脉灌注。(Ⅰ-Ⅳ:Couinaud肝分段法;RL:右外侧区域;RM:右内侧区域)

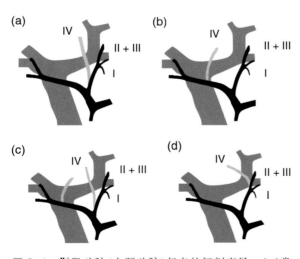

图9-4 Ⅳ段动脉(中肝动脉)起点的解剖变异。(a)常见类型;Ⅳ段动脉源自左肝动脉。(b)源于右肝动脉的Ⅳ段动脉起点。(c)源自左、右肝动脉的Ⅳ段双动脉血供。(d)Ⅳ段动脉源于左肝动脉远端起点。

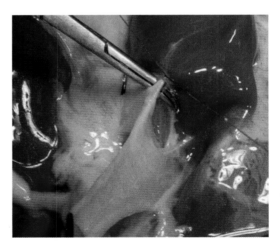

图9-6 结扎源自左门静脉的Ⅰ段分支,保留源自主干的分支。(Courtesy of Mr Gabriel C. Oniscu)

将门静脉左支游离 10mm 后将其从左右分叉处离断(图 9-7)。

进一步游离门静脉左支时要靠近门静脉壁进行分离,以免损伤脐板进而导致左外侧叶胆管和其周围毛细血管丛的损伤。大多数情况下在分离脐板时可以隐约看到左外叶和Ⅳ段胆管,在离断胆道时尽量偏向左侧,以免断开Ⅳ段胆管。

应用剪刀或刀进行锐性分离脐板以免造成损伤(图 9-8)。

离断肝门后,关注点转向肝左静脉。用剪刀在肝实质内离断肝左静脉,因为肝左静脉不会短到影响植入。肝左静脉的桩越短,在受体吻合后出现静脉扭曲的危险性越低。

沿镰状韧带右缘(图 9-9)顺着静脉沟和脐板切断线的方向用手术刀锐性离断肝实质。目的是在单一平面切开肝脏,可以通过缝扎每一个可见的血管开口来进行精确止血(可由两个手术团队同时进行,每个团队负责一侧移植物)[2]。

左外叶移除后右叶处理之前,首先要横向关闭门静脉左支残端(图 9-10)。

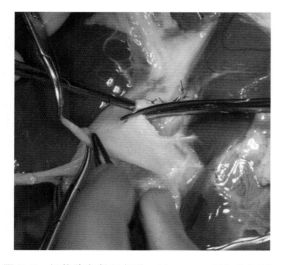

图 9-7 门静脉离断左主干。(Courtesy of Mr Gabriel C. Oniscu)

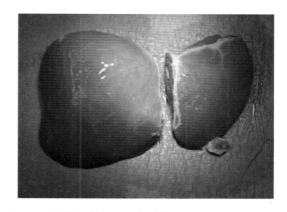

图 9-9 镰状韧带旁的肝实质横切线。图中所示为使用锋利手术刀完成左外侧离体劈离后的状况。

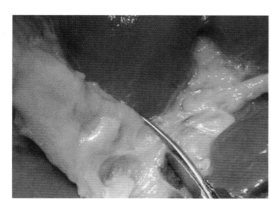

图 9-8 锐离脐板。

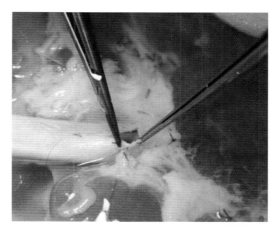

图 9-10 横向关闭门静脉。(Courtesy of Mr Gabriel C. Oniscu)

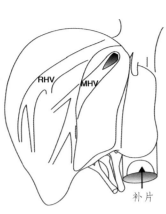

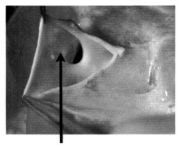

切断左肝静脉后，在总干壁缺陷处于上腔静脉开口里植入腔静脉补片的视图。

图 9-11　用来自腔静脉下端的小静脉补片封闭左肝静脉起始端。

在此过程中要格外细心，以免将源自门静脉主干交叉处Ⅰ段和Ⅳ段小分支关闭。

可以将肝左动脉残端结扎或缝扎。腔静脉（包括右和中肝静脉）保留在右半供肝上，主干肝外部分的缺损处也可以横向缝合或用来自肝下腔静脉壁的条状小静脉补片修补（图 9-11）。

为了避免胆汁渗漏，右半肝移植物的脐板残端从Ⅰ段至Ⅳ段用 6-0 polydioxanone（PDS）缝线缝合（图 9-12）。

连续缝合进针不宜太深，以防将Ⅰ段胆道和Ⅳ段胆道及动脉关闭。

缝合肝门板之后，用保存液冲洗胆总管，以防止存在胆漏。

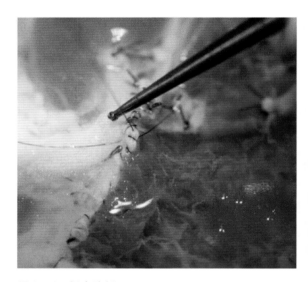

图 9-12　闭合脐板。(Courtesy of Mr Gabrial C. Oniscu)

左外叶劈离的手术步骤
- 在整个过程中肝脏要保持在的解剖位置上。
- 评估肝脏质量。
- 评估解剖结构（左肝静脉、左门静脉、肝动脉、胆管）。
- 分离肝左外叶和Ⅳ段之间的肝实质。
- 分离肝动脉，识别Ⅳ段动脉，选择肝左动脉的切段位点。
- 离断门静脉，结扎源自门静脉左支的Ⅰ段和Ⅳ段分支，劈离门静脉左支。
- 缩短肝外胆道树的长度，探查胆道，在门静脉左支后方锐性切断脐板。
- 离断肝左静脉。
- 锐性分离肝实质。
- 缝扎肝断面的血管残端。
- 关闭门静脉左支、肝左动脉桩的残端，关闭左静脉缺损。
- 检查关闭右半供肝的脐板。

离体左右半肝劈离步骤

首先对整肝进行处理,并检测肝的解剖结构以及评估肝脏质量,这与上文所述的左外叶劈离步骤没有不同之处。

> 相对于左外侧叶的离体劈离,左右半肝的离体劈离中对肝门部分的游离与离断的要求较低,而对肝实质分离的技术挑战性则高得多。

只有质量非常优秀且冷缺血时间短的供肝适宜行左右半肝劈离。

肝门的劈离

按照上文针对左外叶劈离所述,肝门劈离前先要仔细辨认好肝动脉的分叉部位和Ⅳ段动脉。动脉干的横切位置决定于Ⅳ段肝动脉的起源位置,目的是保留Ⅳ段肝动脉同时尽可能将动脉主干留给左半肝。

将门静脉在主干分叉处离断,并将门静脉主干留给左半肝,以便保留源自门静脉主干的Ⅰ段分支。

> 左右半肝劈离时胆道系统的探查至关重要。

用胆道探子仔细探查肝内外各段胆管的解剖结构。但是如果可行,最好进行胆管造影,以便观察胆道系统的解剖细节。一些胆道变异会显著增加胆道并发症的风险。图 9-13 示出了几种胆道变异,如有这些变异则不宜行左右半肝劈离,可能的话可以转换为左外侧叶的劈离术式。

如果胆道解剖适合行左右半肝劈离,应将胆总管留给右半肝,因为右半肝胆道容易发生变异。左肝管主干的切断位置应当允许保留大约 2mm 的左肝管根部,以便安全地关闭左胆管残端(图 9-14)。

同时,劈离位置要避免损伤左外胆管和Ⅳ

段胆道的汇合部,以免在左肝门板上形成两个胆管残端。如果Ⅰ段胆管与左肝管主干不相连,移植时需要进行单独吻合;如果Ⅰ段胆管口径细小,最好将Ⅰ段切除。

因为肝中静脉同时引流左右半肝,因此左右半肝要实现良好的静脉回流是一种挑战。如介绍原位肝劈离技术时所述,将肝中静脉留给左叶,右半肝的右中部位便容易发生静脉淤血[2],因为

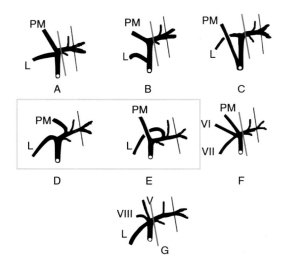

图 9-13　根据几种胆管变异左右半肝劈离中的胆管。红色线表示左右半肝劈离中胆管的横切部位。灰色线表示在左外侧劈离中脐板的可行横切线。黄色方框内的 2 种变异不能进行左右半肝劈离术,可改执行左外侧劈离术。

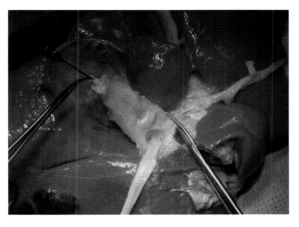

图 9-14　左右半肝劈离中左胆管主干的横断部位和技术(金属探针通过胆总管进入右胆管主干,从而保留了主胆管分叉部)。

Ⅴ段和Ⅷ段主要由肝中静脉引流。

> 因此离体劈离的优点是能全面了解解剖结构，只要将腔静脉[22]和肝中静脉[16,28]从中间劈开，就可以为两个半肝部选出最佳的静脉流出道。

在劈离肝实质之前，沿正中线将腔静脉背侧和腹侧壁劈开(图 9-15)，可获得两块腔静脉补片[22]。

像 Daniel Azoulay 所描述的那样，用锋利刀片沿着 Cantlie 线将肝实质劈离，获得一个平坦的肝实质断面。如果肝中静脉没有被劈离，则切口线在肝中静脉的右侧，因此把肝中静脉留给左半肝。但是，为了最大限度利用此肝，最好进行肝中静脉劈离。在早期肝中静脉劈开的应用中，静脉(包括下腔静脉)在全程均被完全从中间劈开[23](图 9-16 和图 9-17)。

用髂静脉补片将两半肝中静脉修补 (图 9-18)。

按照离体左外侧叶肝劈离所述方法检查切面的血管残端，缝合门静脉和肝动脉的残端。

劈离肝的移植效果

劈离式肝移植通过将一个肝脏分开能够

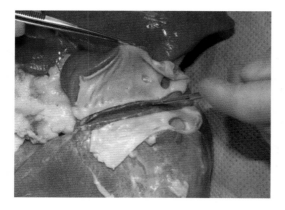

图 9-15　左右肝劈离中的腔静脉分离技术。横切线恰好位于中线，形成两块半静脉补片。最初是用手术刀切断 Ⅰ 段和 Ⅸ 段间的静脉板。

完成两个移植，代表着紧缺的死亡供体器官的高效利用方式。尽管已获得了普遍认同，特别是在成人与儿童的劈离式肝移植，但只占到美

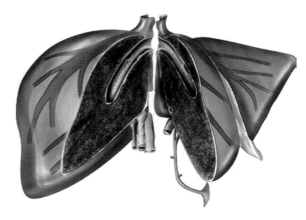

图 9-16　重建前通过肝中静脉正中劈离。

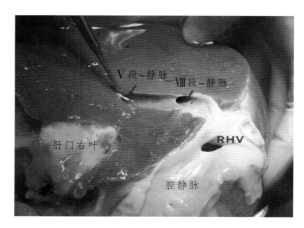

图 9-17　劈离中肝静脉后的右半肝(注:除了大的 Ⅴ 段和Ⅷ段静脉外，还有多条小静脉进入右半部中肝静脉)。

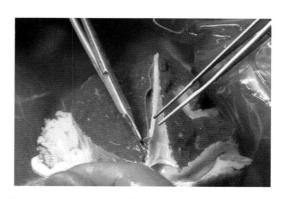

图 9-18　用同一死亡供体的一半髂静脉重建左半肝上的中肝静脉左半。

国肝移植总数的 4%[24]和欧洲的 2%[25]。

扩大右半肝的移植效果

因为小儿供肝大小难以匹配,为了降低等待肝移植小儿的死亡率,劈离式肝移植最早是为了应用于一小儿与一成人肝脏劈离。尽管小儿受者的临床效果很好,但在相当长的一段时间内,采用了扩大右半肝的成人受者的预后备受争议。近年来越来越多的文献研究认为其与全肝移植效果相当。在过去 10 年间的报道中,1 年生存率在 74%~100%之间[4,10,26-43](表 9-1)。

随着胆道和血管并发症的不断积累,报告显示劈离式肝移植的总体并发症发生率很高,多数研究报告显示为 23%~45%。由于之前将扩大的右半肝移植物移植给高紧急度患者所取得的愈后较差,目前限制将扩大右肝移植给

非紧急患者已经得到了共识[9,44]。然而,经过对供者和受者的仔细选择,在最佳条件下,使用扩大右半肝移植物进行移植不会对成人受者产生任何伤害,应当得到进一步支持。

左右半肝劈离式肝移植的效果

由于左右半肝劈离式移植固有的对外科技术的挑战性,以及较高的小移植物相关性,此种术式的整体经验仍较少。要取得可接受的治疗效果必须仔细选择供体和受体。尽管只有为数不多的移植中心报道了少量病例,但效果令人鼓舞,患者 1 年生存率为 67%~94%,移植物的存活率为 63%~90%[7,8,16,45-48](表 9-2)。

我们中心实施了右半肝移植 16 例,左半肝移植 19 例;患者 1 年生存率分别为 87.5%和89.5%,移植物存活率分别为 75%和 84%[16];与

表 9-1　扩大右劈离肝移植的一年生存率(HAT:肝动脉血栓症)

作者	城市	年份	例数	患者一年生存率	移植物一年存活率	胆并发症(%)	血管并发症(%)
Rogiers[4]	汉堡	1996	7	100(6 个月)	100(6 个月)	0	NA
Goss[42]	洛杉矶	1997	14	86	93	7.1	0
Rela[37]	伦敦	1998	22	95	95	13.6	NA
Ghobrial[10]	洛杉矶	2000	55	80	NA	NA	NA
Porta[29]	米兰	2000	49	77	67	NA	NA
Reyes[43]	匹兹堡	2000	16	74	60	6.6	10
Maggi[40]	米兰	2001	16	86	80		
Sauer[39]	柏林	2001	18	90	90		
Kilic[41]	休斯敦	2002	8	100	100	0	25
Nashan[38]	汉诺威	2002	78	80			
Margarit[30]	巴塞罗那	2003	12	84	NA	33	8
Moreno[31]	马德里	2003	13	77	68	5.5	11
Yersiz[15]	洛杉矶	2003	71	78	69	10	7
Baccarani[34]	乌迪内	2005	14	83	73	21	7 (HAT)
Sampietro[35]	布鲁塞尔	2005	36	78	78	35.1	15.2
Spada[28]	巴勒莫	2005	15	93	93	27	13.3
Washburn[32]	得克萨斯	2005	65	87	85	9	9
Cardillo[27]	米兰	2006	154	79(3 年总计)	72 (3 年总计)		
Cintorino[33]	巴勒莫	2006	17	88	88	23	0
Corno[36]	贝加莫	2006	32	22 成人:100; 10 儿童:90	22 成人:100; 10 儿童:79	34	0
Wilms[26]	汉堡	2006	70	86	77	11.4	2.8

表 9-2 左右半肝的移植效果(FL:左半肝;FR:右半肝)

作者	城市	年份	例数		患者一年生存率		移植物一年存活率		胆并发症(%)		血管并发症(%)	
			FR	FL	FR	FL	FR	FL	FR	FL	FR	FL
Adorno[45]	日内瓦	2001	4	4	75	75	50	75	0		25	25
Azoulay[8]	巴黎	2001	17	17	74	88	74	75	17.6	23.5	11.7	11.7
Colledan[48]	贝加莫	2001	4	4	75	100	50	75	0	75	25	25
Humar[7]	明尼苏达	2001	6	6	83.3		83.3		16.6	16.6	0	16.6
Giacomoni[46]	米兰	2005	9		67		67		33		11	
Broering[16]	汉堡	2005	16	19	87.5	89.5	75	84	37.5	21	0	
Adham[47]	里昂	2007	15		94		93		20		26.6	

同期的全肝移植效果相当。

Paul Brousse 小组报道了 17 例左半肝和 17 例右半肝的移植效果,1 年患者生存率分别为 88% 和 74%,移植物存活率为 75% 和 74%[8];与同期的全肝移植效果相似。Humar 等首先报道了北美地区的经验,他们实施了 6 例全劈离手术,平均随访了 9 个月,患者和移植物 1 年存活率为 83%[7]。大多数文献报道劈离式肝移植术后的并发症发生率较高,其中胆道并发症发生率最高,为 12%~22%。根据我们的经验,胆道并发症大多发生于肝脏断面,尤其右半肝胆道复杂的变异会影响右半肝移植的效果。而 Paul Brousse 小组报道的左半肝胆道并发症发生率较高。除了更好地匹配供受者,更好地处理胆道系统是未来劈离式应对的技术挑战之一。

总 结

●GRWR 应大于 1%。
●脂肪变性大于 30%是劈离的禁忌证。
●成人劈离肝移植只能给事先选择好的受者。
●采用无接触技术,替换冷保存液保持温度在 4℃,以避免在劈离期间供肝升温。

●劈离前要详细评估肝脏质量和解剖。
●左外叶劈离只有很少的解剖禁忌证。
●避免分离胆道,以使损伤和中断血供的风险最小化。
●左外叶劈离,不必进行胆道造影;但对左右半肝劈离是必不可少的。
●成人和小儿移植团队必须在动脉主干的分配上达成一致。
●根据Ⅳ段的动脉血供解剖决定肝左动脉离断的位置,确保Ⅳ段肝动脉不受损伤。
●保留从门静脉主干发出的Ⅰ段分支。
●锐性分离脐板并仔细缝合断端以防止胆漏。
●在左外叶劈离时,在镰状韧带右缘劈离肝实质。
●只有冷缺血时间短、质量好的供体才能考虑行左右半肝劈离。
●在左右半肝劈离时,肝实质的劈离是个挑战。
●应用髂静脉将两侧的肝中静脉进行重建。
●劈离式肝移植可有效利用有限的供体,取得了良好的效果。

(郭庆军 蔡金贞 译)

参考文献

1　Pichlmayr R, Ringe B, Gubernatis G, et al. Transplantation einer Spenderleber auf zwei Empfänger: (Spli liver transplantation). Eine neue Methode in der Weiterentwicklung der Lebersegmenttransplantation. *Langenbecks Arch Chir* 1989; 373:127–30.

2　Azoulay D, Astarcioglu I, Bismuth H, et al. Split-liver transplantation. The Paul Brousse policy. *Ann Surg* 1996; 224:737–746; discussion 746–738.

3　Rogiers X, Malago M, Habib N, et al. In situ splitting of the liver in the heart-beating cadaveric organ donor for transplantation in two recipients. *Transplantation* 1995; 59:1081–3.

4　Rogiers X, Malago M, Gawad K, et al. In situ splitting of cadaveric livers. The ultimate expansion of a limited donor pool. *Ann Surg* 1996; 224:331–9; discussion 339–41.

5　Colledan M, Andorno E, Valente U, et al. A new splitting technique for liver grafts. *Lancet* 1999; 353:1763.

6　Kiuchi T, Kasahara M, Uryuhara K, et al. Impact of graft size mismatching on graft prognosis in liver transplantation from living donors. *Transplantation* 1999; 67:321–7.

7　Humar A, Ramcharan T, Sielaff TD, et al. Split liver transplantation for two adult recipients: an initial experience. *Am J Transplant* 2001; 1:366–72.

8　Azoulay D, Castaing D, Adam R, et al. Split-liver transplantation for two adult recipients: feasibility and long-term outcomes. *Ann Surg* 2001; 233:565–74.

9　Renz JF, Emond JC, Yersiz H, et al. Split-liver transplantation in the United States: outcomes of a national survey. *Ann Surg* 2004; 239:172–81.

10　Ghobrial RM, Yersiz H, Farmer DG, et al. Predictors of survival after in vivo split liver transplantation: analysis of 110 consecutive patients. *Ann Surg* 2000; 232:312–23.

11　Merion RM, Rush SH, Dykstra DM, et al. Predicted lifetimes for adult and pediatric split liver versus adult whole liver transplant recipients. *Am J Transplant* 2004; 4:1792–7.

12　Dahm F, Georgiev P, Clavien PA. Small-for-size syndrome after partial liver transplantation: definition, mechanisms of disease and clinical implications. *Am J Transplant* 2005; 5:2605–10.

13　Clavien PA, Petrowsky H, DeOliveira ML, et al. Strategies for safer liver surgery and partial liver transplantation. *N Engl J Med* 2007; 356:1545–59.

14　Bolognesi M, Sacerdoti D, Bombonato G, et al. Change in portal flow after liver transplantation: effect on hepatic arterial resistance indices and role of spleen size. *Hepatology* 2002; 35:601–8.

15　Yersiz H, Renz JF, Farmer DG, et al. One hundred in situ split-liver transplantations: a single-center experience. *Ann Surg* 2003; 238:496–505; discussion 506–97.

16　Broering DC, Wilms C, Lenk C, et al. Technical refinements and results in full-right full-left splitting of the deceased donor liver. *Ann Surg* 2005; 242:802–12, discussion 812–13.

17　Yersiz H, Renz JF, Hisatake G, et al. Technical and logistical considerations of in situ split-liver transplantation for two adults: Part II. Creation of left segment I–IV and right segment V–VIII grafts. *Liver Transplant* 2002; 8:78–81.

18　Yersiz H, Renz JF, Hisatake G, et al. Technical and logistical considerations of in situ split-liver transplantation for two adults: Part I. Creation of left segment II, III, IV and right segment I, V–VIII grafts. *Liver Transplant* 2001; 7:1077–80.

19　Sommacale D, Farges O, Ettorre GM, et al. In situ split liver transplantation for two adult recipients. *Transplantation* 2000; 69:1005–7.

20　Humar A, Khwaja K, Sielaff TD, et al. Technique of split-liver transplant for two adult recipients. *Liver Transplant* 2002; 8:725–9.

21　Lee S, Park K, Hwang S, et al. Congestion of right liver graft in living donor liver transplantation. *Transplantation* 2001; 71:812–14.

22　Gundlach M, Broering D, Topp S, et al. Split-cava technique: liver splitting for two adult recipients. *Liver Transplant* 2000; 6:703–6.

23　Broering DC, Bok P, Mueller L, et al. Splitting of the middle hepatic vein in full-right full-left splitting of the liver. *Liver Transplant* 2005; 11:350–2.

24　Pomfret EA, Fryer JP, Sima CS, et al. Liver and intestine transplantation in the United States, 1996–2005. *Am J Transplant* 2007; 7:1376–89.

25　Burroughs AK, Sabin CA, Rolles K, et al. 3-month and 12-month mortality after first liver transplant in adults in Europe: predictive models for outcome. *Lancet* 2006; 367:225–32.

26　Wilms C, Walter J, Kaptein M, et al. Long-term outcome of split liver transplantation using right extended grafts in adulthood: a matched pair analysis. *Ann Surg* 2006; 244:865–72; discussion 872–3.

27　Cardillo M, De Fazio N, Pedotti P, et al. Split and whole liver transplantation outcomes: a comparative cohort study. *Liver Transplant* 2006; 12:402–10.

28　Spada M, Cescon M, Aluffi A, et al. Use of extended right grafts from in situ split livers in adult liver transplantation: a comparison with whole-liver transplants. *Transplant Proc* 2005; 37:1164–6.

29　Porta E, Cardillo M, Pizzi C, et al. Split liver is an effective tool to transplant paediatric patients. *Transplant Int* 2000; 13 Suppl 1:S144–6.

30　Margarit C, Asensio M, Iglesias J, et al. Outcome of 28 split liver grafts. *Transplant Proc* 2003; 35:1812–14.

31　Moreno A, Meneu JC, Moreno E, et al. Results in split liver transplantation. *Transplant Proc* 2003; 35:1810–11.

32　Washburn K, Halff G, Mieles L, et al. Split-liver transplantation: results of statewide usage of the right trisegmental graft. *Am J Transplant* 2005; 5:1652–9.

33　Cintorino D, Spada M, Gruttadauria S, et al. In situ split liver transplantation for adult and pediatric recipients:

an answer to organ shortage. *Transplant Proc* 2006; 38:1096–8.

34 Baccarani U, Adani GL, Risaliti A, et al. Long-term results of in situ split-liver transplantation. *Transplant Proc* 2005; 37:2592–4.

35 Sampietro R, Goffette P, Danse E, et al. Extension of the adult hepatic allograft pool using split liver transplantation. *Acta Gastroenterol Belg* 2005; 68:369–75.

36 Corno V, Colledan M, Dezza MC, et al. Extended right split liver graft for primary transplantation in children and adults. *Transplant Int* 2006; 19:492–9.

37 Rela M, Vougas V, Muiesan P, et al. Split liver transplantation: King's College Hospital experience. *Ann Surg* 1998; 227:282–8.

38 Nashan B, Luck R, Becker T, et al. Expansion of the donor pool in liver transplantation: the Hannover experience 1996–2002. *Clin Transplant* 2002:221–8.

39 Sauer IM, Pascher A, Steinmuller T, et al. Split liver and living donation liver transplantation: the Berlin experience. *Transplant Proc* 2001; 33:1459–60.

40 Maggi U, Rossi G, Reggiani P, et al. Graft loss and retransplantation rate after split in situ liver transplantation. Joint Meeting of the International Liver Transplantation Society, European Liver Transplantation Association and Liver Intensive Care Group of Europe, Berlin. *Liver Transplant* 2001.

41 Kilic M, Seu P, Goss JA. Maintenance of the celiac trunk with the left-sided liver allograft for in situ split-liver transplantation. *Transplantation* 2002; 73:1252–7.

42 Goss JA, Yersiz H, Shackleton CR, et al. In situ splitting of the cadaveric liver for transplantation. *Transplantation* 1997; 64:871–7.

43 Reyes J, Gerber D, Mazariegos GV, et al. Split-liver transplantation: a comparison of ex vivo and in situ techniques. *J Pediatr Surg* 2000; 35:283–9; discussion 289–90.

44 Renz JF, Yersiz H, Reichert PR, et al. Split-liver transplantation: a review. *Am J Transplant* 2003; 3:1323–35.

45 Andorno E, Genzone A, Morelli N, et al. One liver for two adults: in situ split liver transplantation for two adult recipients. *Transplant Proc* 2001; 33:1420–2.

46 Giacomoni A, De Carlis L, Lauterio A, et al. Right hemil-iver transplant: results from living and cadaveric donors. *Transplant Proc* 2005; 37:1167–9.

47 Adham M, Dumortier J, Abdelaal A, et al. Does middle hepatic vein omission in a right split graft affect the outcome of liver transplantation? A comparative study of right split livers with and without the middle hepatic vein. *Liver Transplant* 2007; 13:829–37.

48 Colledan M, Andorno E, Segalin A, et al. Alternative split liver technique: the equal size split. *Transplant Proc* 2001; 33:1335–6.

第 10 章

胰腺的获取与修整

Thomas Vogel,Peter J. Friend

引言

胰腺移植是胰岛素依赖型糖尿病患者的唯一有效治疗方法。自 1966 年完成首例胰腺移植以来,目前已完成大约 30 000 例胰腺移植。这一数字显示的增量是糖尿病发病率高的表现。据统计,约有 4% 的英国人患有糖尿病,其中 I 型糖尿病约占 10%,仅有小部分出现糖尿病严重并发症的患者适合行胰腺移植。只是近几年,胰腺移植受者及移植物存活率才分别超过 90% 和 80%,但外科技术导致的移植失败率仍较高,也阻碍了移植物的长期存活。即使在现阶段,胰腺移植术后需外科处理的并发症发生率仍高达 25%。移植胰腺相关的特异性高风险通常与这一腺体的外分泌功能、再灌注导致的胰腺炎以及富含淀粉酶的外分泌物导致的局部及全身炎症反应有关。随着外科技术、免疫抑制方案及围术期管理的不断进步,胰腺移植的成功率也越来越高。

由于边缘供体器官使用的增加,器官切取、保存和修整的质量对于手术成功尤为重要。

器官获取

供体选择

相对于肾脏及肝脏移植,胰腺移植的供体选择更为严格(表 10–1)。理想的胰腺供者标准是脑死亡供者:年龄小于 45 岁、体重指数(BMI)小于 27、ICU 停留时间短而且其血流动力学稳定。但是由于等待胰腺移植的患者众多而捐献者较少,目前越来越多地使用边缘供体。

> 标准以外的供体器官发生术后并发症的风险较高。

医学背景

正如在其他章节所述,主刀医生(无论是联合或单个器官获取)在器官获取之前都有如下职责:

- 确认患者身份;
- 在检查捐献者是否适合捐献的同时,核查捐献者脑干死亡的确认检查记录,没有反对捐献的意愿表达,确定血型,评估危险因素;

表 10–1 胰腺供者标准

理想的胰腺供者	
年龄	8~45 岁
体重指数	BMI 20~27
ICU 停留时间	ICU 停留时间较短
死因	颅脑外伤导致的脑干死亡
血流动力学稳定	极少量应用正性肌力药物
可接受的供者标准	
年龄	8~60 岁
体重指数	<30 kg/m²

●与器官获取团队的其他成员协商（包括麻醉师、手术室成员、其他器官获取团队）供体切取的特殊要求，并取得一致意见。

胰腺获取时有如下几方面的特殊注意事项：

1.现病史

●死亡原因；
●腹部外伤；
●ICU 停留时间；
●血流动力学稳定；
●正性肌力药物的使用；
●血液检查结果（脂肪酶、淀粉酶、胆红素、肝功能检查、血糖）；
●胰岛素依赖。

> 急性胰岛素依赖在脑死亡或 ICU 患者中较常见，并不影响胰腺捐献。

2.既往病史

●（急性）胰腺炎病史；
●饮酒史；
●吸烟史。

3.组织配型

最好在器官获取开始前能够获得组织配型，以减少冷缺血时间。

胰腺移植（无论是否联合肾移植）要求交叉配型阴性。受者血清和供体组织（血液、淋巴结或脾脏）用于检测分析。交叉配型阳性提示受者血清中含有供者特异性抗体，这种情况下不能行胰腺移植手术。

供体获取手术

胰腺获取一般作为多器官联合获取的一部分。供体获取时胰腺损伤可导致术后出现并发症，甚至直接导致移植物失功。因此，胰腺获取技术是胰腺移植成功的关键。器官获取医生

在手术时必须高度警惕潜在损伤，如出现如下损伤，该胰腺将不能用于移植手术：

●被膜损伤；
●实质裂伤；
●实质内血肿；
●血管损伤。

如胰十二指肠下动脉(肠系膜上动脉的近端分支)近端分支损伤或离断，胰头及十二指肠将存在缺血风险。

通常，胸腔脏器和肝脏切除后，胰腺连同脾脏一同获取。另一种方法是肝脏、胰腺联合获取，在修整台上进行分离。这种技术能快速获取器官，缩短热缺血时间，但器官劈离，尤其是在修整台上的分离技术具有挑战性。

胰腺的充分灌洗对于术后胰腺功能尤为重要。因此，灌注置管技术，尤其是门静脉置管尤为关键。如需双重灌注（例如一些特定的心脏死亡供体肝脏切取标准所要求的），为避免静脉流出道梗阻和胰腺充血，主动脉灌注开始后门静脉理想的插管位置应位于门静脉胰腺上缘以上的部分，而不是肠系膜上静脉或肠系膜下静脉。胰腺侧门静脉开口保持开放，使得胰腺静脉流出道保持通畅。

> 经主动脉及门静脉行肝脏灌注时，确保胰腺静脉流出通畅。

准备步骤

剖腹手术时，胰腺虽不能轻易探查到，但早期获得胰腺形态信息非常重要(图 10-1)。

在胰腺获取前无法评估胰腺脂肪浸润或纤维化等异常，这就要求术者经验丰富且技术熟练，在获取过程中评估胰腺质量。供体质量评估困难是胰腺移植供体丢弃率较高的一个重要因素。

正如在其他章节中描述，游离右半结肠可更好地显露右侧髂动脉或远端腹主动脉，以利于置管。应同时游离结肠肝曲，并分离与肝脏

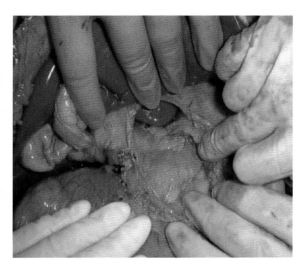

图 10-1 打开网膜囊检查胰腺。

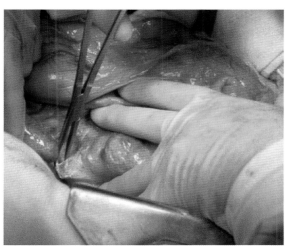

图 10-2 游离十二指肠（Kocher 操作）。

和胆囊间的粘连。

　　然后在十二指肠的右侧缘将后腹膜切开，将十二指肠和胰头部翻向左侧，以暴露位于十二指肠和胰头后的腹膜后组织。

　　然后进行 Kocher 操作（图 10-2），以便进行如下操作：

　　●暴露肠系膜上动脉起始部（图 10-3）。此时进行这项操作的目的是确定是否存在副/替代肝右动脉，在胆总管后方较易发现（图 10-4）。

　　●检查胰腺头部——可以进行轻柔触压并检查胰腺腺体。

　　离断胃结肠韧带，打开网膜囊，便可探查胰腺体部。游离时应靠近胃大弯。牵开结肠，观察胰腺大小、形态、质地及脂肪浸润程度。如发现严重异常，可在早期放弃器官，但多数情况下，应于器官切取后再决定是否弃用。

> 舍弃移植胰腺的决定应在器官获取后离体仔细探查并与受体手术医生讨论后做出。

肝门部游离

　　游离肝门部时需格外小心，如腹腔干/肝总

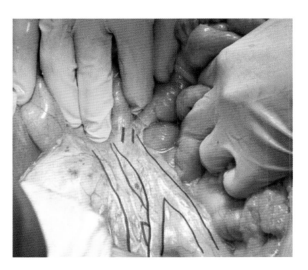

图 10-3 暴露肠系膜上动脉起始部和下腔静脉。

动脉的分支在灌注之前离断，应尽量减少牵拉或结扎，以避免牵拉伤或影响胰腺灌注。由于肠液的影响，线结容易被掩盖，在胰腺灌注期间，2/0 或 3/0 的线结可阻碍灌注。操作中，应注意确认是否存在副肝右动脉（图 10-4）。

插管

　　原位腹主动脉灌注（图 10-5）是胰腺获取的金标准。

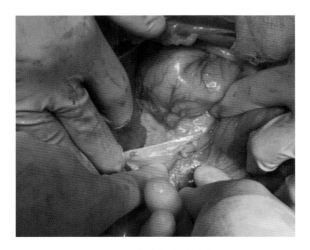

图 10-4 副肝右动脉的位置。

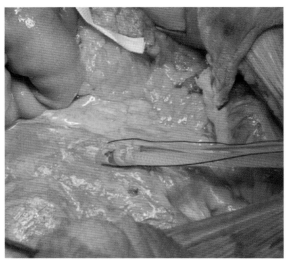

图 10-5 远端主动脉插管。

一些中心倾向于通过腹主动脉和门静脉系统的双重灌注,主要是为了缩短肝脏的冷却时间。然而,尚无实验证据表明,双重灌注优于原位腹主动脉灌注后离体门静脉灌注。当预期要采用双重灌注方式时——例如要进行循环死亡供体的器官获取,此时(如此前描述过的那样)要特别注意不要造成胰腺流出道的阻塞。门静脉插管位置一定要在胰腺上缘以上,插管后要完全离断门静脉,这样就可确保流出道通畅。

十二指肠灌洗

一些中心采用夹闭肠管前灌洗,以防细菌易位穿过肠道壁。为此,可经鼻胃管注入 500~1000mL 稀释的聚维酮碘水溶液,也可加用抗真菌剂。但这并非通用做法,也很少有证据支持或反对。

灌注

采用单一腹主动脉压力灌注可有效实现所有腹部器官的低温灌注。对于胰腺灌注应该使用的最佳灌注液量还没有统一的认识,但 4~5L 的 UW 液或两倍于此的 HTK 液适用于大多数捐献器官的获取。低容量灌注胰腺获取流程仍停留在理论探讨阶段。在任何情况下,灌注液的用量应由同时获取的其他器官(肝脏、肾脏)所决定。

胰腺获取

胰腺获取通常在胸腔器官及肝脏获取后进行。肝脏获取时,腹腔干离断应尽可能远离腹主动脉。脾动脉起自腹腔干,离断时应贴近起始部,5mm 的动脉干可满足任何肝脏移植时动脉重建的需要。胰腺侧的脾动脉由细线标记(例如 6/0 普理灵线),避免其回缩至胰腺组织内。同样,胰腺侧的胃十二指肠动脉断端也做标记(图 10-6)。胃十二指肠动脉不应结扎,偶尔需要重建以改善胰头部血供。

当分离肝脏时,应预留 10mm 的门静脉给胰腺(图 10-7),肝移植一般不需要全部门脉。如从脾静脉与肠系膜上静脉汇合处切断门脉,胰腺移植将非常困难。

肝脏分离后,肠系膜上动脉应该在主动脉水平切断。

对于胰腺移植,腹主动脉袢不是特别重要,但若习惯于获取腹主动脉袢,则要小心不要损伤左、右肾动脉的起始部,它们与肠系膜上动脉紧邻。

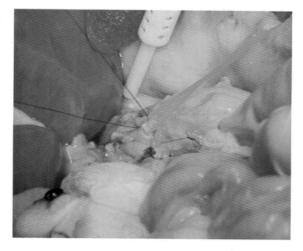

图 10-6　用普理灵线标记胃十二指肠和脾动脉。

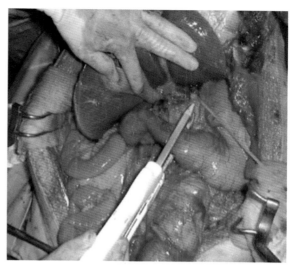

图 10-8　横断胃。

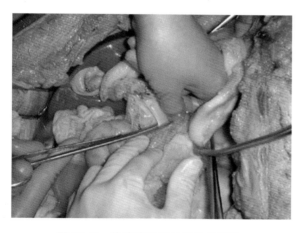

图 10-7　给胰腺留出足够长的门脉。

如果在早期阶段没有完成结肠的充分游离，则要在现阶段完成，贴近肠管切断结肠系膜。

沿着胃大弯充分游离胃至膈肌水平，此时应避免损伤胰尾。在幽门下用直线切割器横断胃体，并将胃置于胸腔（图 10-8）。

分离 Treitz 韧带，游离远端十二指肠，用直线切割器横断十二指肠（图 10-9）。

用直线切割器切断肠系膜根部（图 10-10）。

看清胰腺钩突后切断肠系膜根部，避免由于分离肠系膜血管过短而损伤胰十二指肠下动脉。

这时，胰腺仅靠后腹膜固定。最后从脾脏开始游离切取，脾脏可作为把手向前、向上抬起胰腺，解剖腹膜后空间（图 10-11 和图 10-12）。

打包

在捐献者所在医疗中心进行的供体胰腺的修整仅限于检查胰腺的严重病变及测量血管长度。任何额外的切除和准备应由移植团队进行。

打包前，胰腺不需要额外的灌注。

器官应放于装有 1L 保存液（UW 液）的无菌袋中，然后将这个器官袋放在另外一个或两个无菌袋中运输。

额外的血管

胰腺移植血管重建是必需的，通常需要供者髂总动脉分叉（包括一小段髂外、髂内动脉）（图 10-13）。尽管静脉通常不需要重建，但仍建议切取一段髂静脉。如果髂动脉不合适，应该切取其他的动脉分叉（头臂动脉干）。

切取足够的供者血管是胰腺移植所必需的。

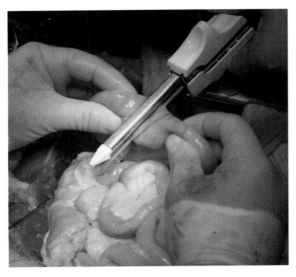

图 10-9　切开十二指肠。

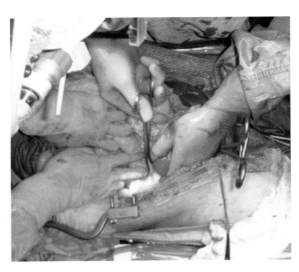

图 10-11　握住脾脏游离胰尾。

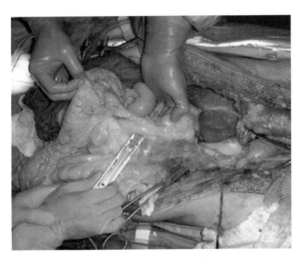

图 10-10　横断小肠肠系膜。

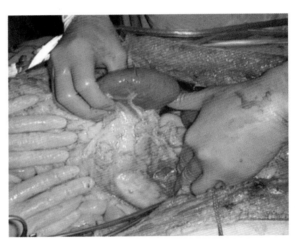

图 10-12　充分游离胰尾。

器官保存

静态的冷保存是胰腺保存的普遍方法。一些研究尝试解决最佳保存液的问题。然而在多数试验中没有显著性差异，一些研究证明当用 HTK 液保存时[1]，可增加急性排斥反应、移植胰腺炎发生风险，胰岛素脱离率降低。UNOS 数据分析也报道了 HTK 液相较于 UW 液的副作用，特别是在较长的冷缺血病例中（大于 12 小时）[2]。迄今为止，临床实践中尚没有机械灌注胰腺的报道。

修整台修整

供体器官到达后，时间因素非常重要，增加冷缺血时间会减少移植物的中位生存率。供

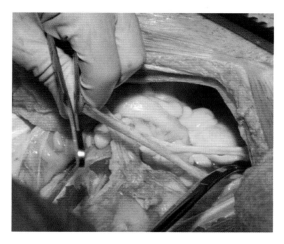

图 10-13　切取额外的血管。

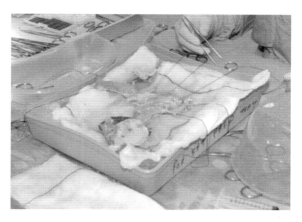

图 10-14　修整台修整准备。

体获取、患者入院、手术准备、交叉配型、器官修整，意味着很难使冷缺血时间少于 8 小时，更多的冷缺血时间在 10~12 小时之间。延长保存时间的直接后果是增加了缺血—再灌注损伤和再灌注胰腺炎的发生（尽管也受其他切取前因素影响）。目前认为合理的观点是，胰腺具有与肝脏相似的可接受保存时限。

在胰腺移植中，移植前器官的精心准备是至关重要的（图 10-14）。包含以下几个部分：

动脉重建

到达受者所在医院的标准胰腺移植物应包括完整的胰腺、一段十二指肠（直线切割器封闭两端）和脾脏。胰腺的动脉供血来自于发自腹腔干的脾动脉和直接起自腹主动脉的肠系膜上动脉的第一支。腹腔干通常分配给肝脏，留一段脾动脉桩分配给胰腺。为重建脾动脉和肠系膜上动脉，通常采用一段 Y 形的血管，大多数是供者髂总动脉分叉（图 10-15）。胃十二指肠动脉偶尔能增加胰头和十二指肠的灌注，但多数情况下，由于有足够的侧支循环，胃十二指肠动脉可结扎而不会影响胰腺灌注。

十二指肠的准备

在切取过程中，闭合并切断十二指肠两端。为确保十二指肠血供，部分游离十二指肠两端，再重新闭合以缩短十二指肠。残端闭合后用普理灵线间断或连续内翻缝合（图10-16）。

胰周组织

胰腺包埋在胰周结缔（脂肪）组织中。这些组织应在胰腺修整时去掉（图 10-17）。

结扎包括肠系膜下静脉的大血管。应用超声刀有助于封闭这些富含血管的组织，减少再灌注后出血。从胰尾切除脾脏，仔细解剖结扎所有血管。

肠系膜根部

肠系膜根部包括胰腺下方的肠系膜上动脉和肠系膜上静脉，在供体切取时用直线切割器横断。闭合断端不要紧靠钩突，以免胰十二指肠下动脉缩回到断端内。闭合的断端要在修整台用普理灵线连续缝合进行加强——当使用的是切割缝合器的时候这一步操作尤其重要（因为切割缝合器不能止血）。

修整对于胰腺移植的成功相当重要，通过仔细操作能减少移植后早期的技术并发症（图10-18）。

仔细的器官修整能显著减少再灌注后的出血，降低早期外科并发症的发生。

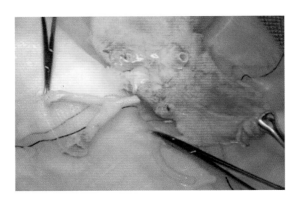 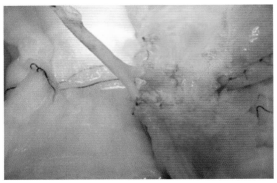

图 10-15　用髂总动脉 Y 叉重建动脉。

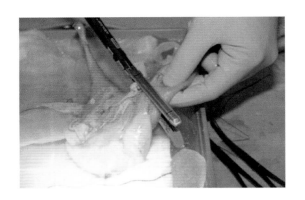

图 10-16　准备十二指肠。

胰岛移植

　　尽管胰岛移植和整体胰腺移植理想的供体范围是不同的,但有相当一部分重叠,目前对于胰腺究竟分配给胰岛移植还是整体胰腺移植还存在争议[3]。一个公平的分配系统必须包含许多因素,例如,年轻供者(小于 18 岁)的胰岛分离难以成功,然而这些是很好的胰腺移植的供体,相反,供者体重对胰岛移植的影响比胰腺移植小。

　　胰腺获取的手术与上述方法一致。为了使用于分解胰腺结构的胶原酶具有良好的

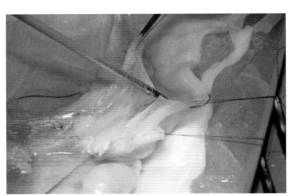

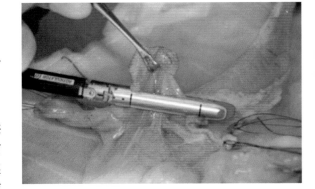

图 10-17　切除多余的胰周组织。

组织穿透性,以便分离胰岛,维持整个器官结构的完整性非常重要。实质的撕裂和其他损伤可导致胰瘘,损害组织的穿透性。

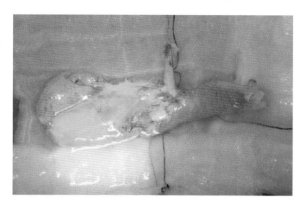

图 10-18　准备植入的胰腺。

总　结

- 胰腺移植供者选择比肾移植和肝移植更加严格。
- 脑死亡后在 ICU 急性胰岛素依赖，或者切取前的淀粉酶升高不是捐献的障碍。
- 整体肝胰联合获取能快速获取器官，但其器官修整与分离的外科操作技术更具有挑战性。
- 如果应用主动脉和门静脉双重灌注，必须确保胰腺静脉的流出道。
- 早期对胰腺的探查是有意义的。
- 十二指肠冲洗并非普遍适用。
- 所有动脉必须用普理灵线标记。

- 带主动脉袢的肠系膜上动脉并非必要，但是分离肠系膜上动脉时必须仔细避免损伤肾动脉。
- 给胰腺留 10mm 的门脉。
- 小肠的肠系膜必须远离钩突部结扎。
- 胰腺打包前不需要进一步的灌注。
- 胰腺移植切取额外的血管是必需的。
- 需要用髂动脉重建血管。
- 仔细的器官修整减少了早期术后并发症的风险。
- 胰岛移植器官的获取与胰腺移植需要同样水平的完整性。

（赵杰　付迎新　译）

参考文献

1 Alonso D, Dunn TB, Rigley T, et al. Increased pancre-atitis in allografts flushed with histidine–tryptophan–ketoglutarate solution: a cautionary tale. *Am J Transplant* 2008; 8(9):1942–5.

2 Stewart ZA, Cameron AM, Singer AL, et al. Histidine–tryptophan–ketoglutarate (HTK) is associated with reduced graft survival in pancreas transplantation. *Am J Transplant* 2009; 9(1):217–21.

3 Berney T, Johnson PR. Donor pancreata: evolving approaches to organ allocation for whole pancreas versus islet transplantation. *Transplantation* 2010; 90(3):238–43.

第11章

小肠的获取与修整

Douglas G. Farmer，Prawat Kositamongkol，Hasan Yersiz

引言

本章节主要概述与小肠相关的移植器官获取与修整的基本步骤，包括单纯小肠移植（ISO-NT）、肝脏小肠联合移植（LIV-INT）和多脏器联合移植（MVT）的器官获取与修整。上述三种手术有不同的供体获取与移植步骤，在本章节中会分别论述。同时这三种手术又有一些相同的方面，文中则一并描述一次。对于供体获取过程中可能遇到的变异情况，本章也会以插图搭配必要文字的形式逐一进行讨论。有关这方面的问题，读者也可参考阅读相关文献获得帮助[1-8]。

小肠供体的选择

ISO-INT、LIV-INT 和 MVT 的供体选择尚未形成统一标准，各个移植中心的选择标准可能会存在差异。本文所提到的选择标准是可通用的指导原则，而非绝对的标准。

供体的选择取决于以下主要方面：

● 供者 ABO 血型

绝大多数的供体需要满足 ABO 血型一致的要求。采用 ABO 血型相容供体（例如 O 型供体植入 A 型受体）的小肠移植预后不尽相同。ABO 血型不合（如 B 型供体植入 A 型受体）的

供体不能使用。

● 供者年龄

目前还没有建立严格的供体年龄限制。引起争议最多的是极端年龄的供体。新生儿及早产儿的供体血管系统太过细小，出于技术原因的考虑，并不常规使用。对于肝脏小肠联合移植，使用这个年龄段的供体有更高的风险。但是存活时间最长的单纯小肠移植患者的供体却是来自于一个无脑畸形的新生儿[1]。同样，对于小肠供体的年龄上限也没有明确的标准。由于尸体小肠供体的数量远超过等待单纯小肠移植的患者数量，因此形成避免使用年龄超过 50 岁供体的倾向。但没有具体的数据支持这一做法。然而，对于肝脏小肠联合移植的患者，由于供体的短缺，有必要考虑使用年龄超过 50 岁的供体。

● 供者体重

供受者体重比（DRWR）或移植物尺寸的匹配对移植预后是至关重要的。大多数小肠移植受者在移植之前经历过小肠切除和腹腔容量收缩。相同甚至更大的小肠移植物供者往往与受者术后腹壁缺损的发病率有关。因此，大多数中心力争采用 DRWR 小于 1 的供受体匹配方案。

● 血流动力学和血压

小肠对缺血和低血流量状态十分敏感。如果小肠供者有长时间的心跳停止、经历心肺复苏或需要大剂量升压药物的情况，可能造成移植物持续性缺血再灌注损伤。由于可利用的尸

体供体数量较多,通常避免使用血流动力学不稳定、需要大量升压药物或长时间心跳停止/心肺复苏的供体。同样,由于供体的短缺,这一做法并不适用于肝脏小肠联合移植[2]。

小肠供体的准备

ISO-INT、LIV-INT 和 MVT 供体获取步骤和其他实体器官的获取步骤是相似的。在手术开始前,器官获取团队必须首先彻底审核供体的病历资料,验证供体的 ABO 血型及身份。大多数国家的器官中心对尸体供体分配指定的捐献编号,应该在术前确认这一编号。

> 当供体存在血管变异时,肝脏、胰腺、小肠和肾脏获取团队之间应提前讨论确定血管的分配方案和器官获取顺序。

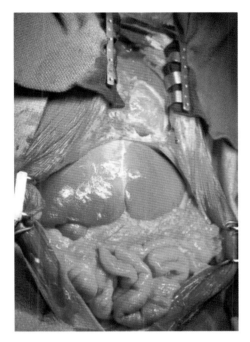

图 11-1　采用拉钩牵开后的整体外观。

单纯小肠移植(ISO-INT)

器官的获取

步骤 1　切开和暴露

ISO-INT、LIV-INT 及 MVT 和其他多脏器联合移植供体的获取相似。

取腹正中切口,上自胸骨静脉切迹下至耻骨联合。使用标准术式开胸,小心切开腹膜以避免损伤腹腔脏器。使用适当的牵开器以利于暴露。根据我们的经验,大 Balfour 牵开器可以提供充分的暴露(图 11-1)。

步骤 2　探查腹腔脏器

切开后,对腹腔脏器及胸腔脏器进行全面的探查,以排除诸如腹腔感染、恶性肿瘤等器官获取的禁忌证。对可疑的病变需进行活检。

此外,其他的病理病变如肝硬化、胰腺炎都有可能影响是否应用这一器官的决定。

仔细检查自 Treitz 韧带至回盲部的整个空、回肠。评估肠壁的外观。应当对肠壁血肿、瘀斑和出血点等类似病变进行评估。同样应当对肠壁的灌注情况进行评估。关注是否有充血或苍白的表现。检测肠道的蠕动情况也至关重要。下一步要仔细检查肠系膜和血管弓是否存在可视的动脉搏动和静脉瘀血。回肠末端多数情况下是血管灌注区的分界区域,应当特别注意。检查肠系膜的淋巴结,增大的或异常的淋巴结需进行活检。

> 小肠的术中评估包括:
> ●灌注的质量;
> ●是否存在肠蠕动;
> ●肠壁的病变;
> ●血管弓的评估;
> ●肠系膜淋巴结的评估。

步骤3 解剖游离

对于存在有效血液循环的供体,无论是准备获取哪个器官,灌注前游离操作的头两个步骤都是相同的,同时必需首先获得血管控制以备血管阻断和灌注,以防供体出现血流动力学不稳定情况。

游离肝脏的左外叶(图11-2)。

检查是否存在替代/副肝左动脉变异,而后分离肝胃韧带(图11-3)。

切开膈肌角,游离腹主动脉并用束带环绕(图11-4)。

在胸骨劈开并放置牵开器后进行腹主动脉游离和环绕是较为容易的。如果操作存在困难,则可延迟环绕腹主动脉至阻断前,以避免发生灾难性的主动脉损伤。

向内侧翻转腹腔脏器以暴露后腹膜(图11-5)。

从盲肠开始逐步将结肠、空回肠等结构与后腹膜分离。通过Kocher手法游离十二指肠。游离至肠系膜及肠系膜上动脉根部。

暴露显示主动脉、髂动脉、下腔静脉、双侧肾脏、输尿管及肾静脉。

接下来,束带环绕并控制肾下腹主动脉(图11-6)。当这些操作完成以后,如果需要的话可以进行紧急血管控制和插管。

作为一种替代技术,特别是在儿童供体获取时,也可通过髂动脉进行插管。为了应对这种方案,必须游离并控制远端腹主动脉和双侧髂动脉(图11-7)。

一些团队选择肠系膜下静脉插管来帮助移植物的灌注。可以选择在此时进行IMV插管,并不影响小肠的获取(图11-8)。

步骤4 远端胃肠道的处理

进一步解剖结肠。打开胃结肠韧带(图11-9)。自回盲瓣开始行近全结肠切除术。注意保护回结肠动脉到末端回肠的灌注。

游离回肠下方的肠系膜并使用闭合器切断回肠末端(图11-10)。

接下来,连续夹闭盲肠、升结肠及横结肠下方的肠系膜(图11-11a和b)。这一步通常使用人工结扎分离,但也可使用切开闭合器进行分离。

当这一步完成后,游离下的结肠就可移出手术野放置到供体的左侧(图11-12)。

任何术式的小肠移植都可能用到部分或全部结肠。这就要求要在预计的位置将结肠进行外科手术级的精细分离,但不包括中

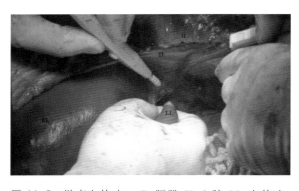

图11-2 游离左外叶。(D:膈肌;H:心脏;LL:左外叶;RL:右叶)

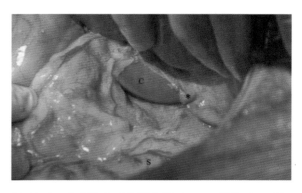

图11-3 完成游离后的肝左外叶。(C:尾状叶;S:胃;*:替代肝左动脉所在位置)

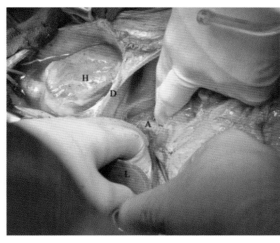

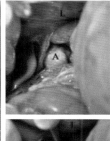

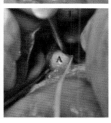

图 11-4　环绕腹主动脉。(A:腹主动脉;D:膈肌;H:心脏;L:左外叶)

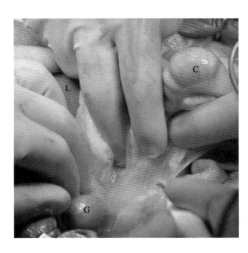

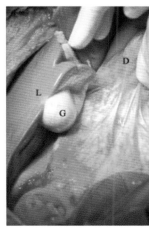

图 11-5　内侧翻转内脏。(C:结肠;D:十二指肠;G:胆囊;L:肝脏)

结肠血管和远端降结肠。完全离断胃结肠韧带。将准备利用的结肠部分完全从其后腹膜部位游离,同时保留相应肠系膜在肠管侧以备移植之用(图 11-13)。

步骤 5　近端胃肠道的处理

近端空肠应该在 Treitz 韧带处进行游离并应用切开闭合器离断。结扎离断肠系膜至十二指肠和胰腺(图 11-14)。检查小肠移植物侧的空肠断端,确保有足够的血管进行灌注。

步骤 6　控制血管

这时应该暴露 SMA。再次探查肠系膜根部,在左肾静脉上方可以很容易触到 SMA。

分离 SMA 旁的淋巴结和神经组织并用束带环绕标记 SMA(图 11-15)。

解剖至主动脉根部有助于分辨肾动脉,从 SMA 根部向远端游离 2~3cm 有助于发现是否有替代/副肝右动脉从此发出。

替代/副肝右动脉的存在并不影响 ISO-INT 器官的获取。

如果替代/副肝右动脉直径较大,可在副肝右动脉从 SMA 上分出后离断并在肝脏侧进行重建。如果副肝右动脉的管径太小,可以不用重建,因为此时它对肝脏右叶灌注的贡献较

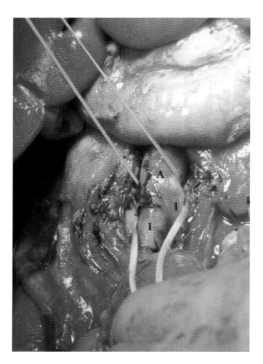

图 11-6 环绕主动脉。(A:主动脉;I:髂动脉)

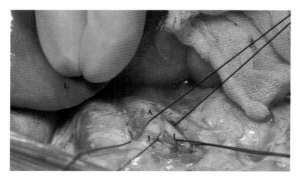

图 11-7 环绕主动脉分叉。(A:主动脉;I:髂动脉;L:肝脏)

小。如果为了保证肝脏外科优先,将副肝右动脉和 SMA 开口分配给肝脏,可在副肝右分叉以远离断 SMA。

术前与胰腺和肝脏获取团队进行供体血管分配的讨论是十分重要的。

步骤 7 插管、阻断和灌注

这一步需要在所有外科团队完成各自的解剖游离阶段后进行。各个团队之间应该进行严格的协调。在器官获取之前应该讨论并决定何处作为下腔静脉血和灌注液的流出通道。可选择的流出通道包括胸腔的膈上下腔静脉和腹腔的肾下下腔静脉。在后一种情况下,最好进行下腔静脉的置管引流。在灌注前还应该讨论,以明确准备使用的保存液类型。另外,类似于灌注液的用量等问题在获取前也应该讨论清楚。通常使用的标准为 50~100mL/kg。

在阻断之前还应该严格协调静脉药物的使用,例如肝素、呋塞米和甘露醇等。

- 肝素对于 ISO-INT 器官的获取是不可或缺的。
- 在阻断前至少进行 5 分钟肝素化。
- 对成人来说通常使用 30 000IU/kg。
- 儿童供体使用 100mL/kg。

当所有团队都准备完毕后开始进行插管。结扎髂动脉分叉以上的远端主动脉。近端主动脉用束带环绕(图 11-16)。

控制主动脉。切开主动脉(图 11-17)并进行插管(图 11-18)。插管的位置应当在肾动脉起始部水平以下并应用束带固定。

作为一种替代,可通过髂动脉置入主动脉。如图 11-7 所示,当远端动脉结扎、近端动脉控制后(图 11-19),在一侧髂动脉应用 11 号刀片切开血管壁,并如上所述插管、控制主动脉(图 11-20)。

当所有团队插管完毕后,打开膈上下腔静脉,使血液流入右侧胸腔(图 11-21)。

如上所述,如果在肾下下腔静插管的话,也可以在此时打开下腔静脉。

立即用束带环绕髂动脉分叉上腹主动脉,并放置止血钳(图 11-22)。

然后通过插管将保存液注入肾下腹主

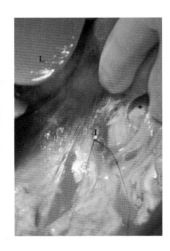
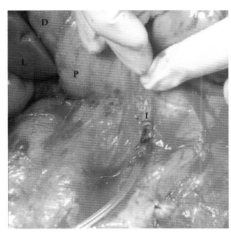

图 11-8 IMV 插管。(D:十二指肠;I:肠系膜下静脉;L:肝脏;P:胰腺)

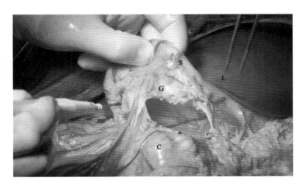

图 11-9 分离胃结肠韧带国。(C:结肠;G:胃结肠韧带;L:肝脏;S:胃)

动脉。

　　将碎冰屑直接放置在所有腹腔脏器之上。持续灌注保存液直至静脉流出道内没有血性液体流出。期间注意检查腹腔器官以确保得到充分灌注(图 11-23)。

　　一旦器官的灌注和降温完成后,按照胸腔器官、肝脏、胰腺、小肠和肾脏的顺序将各脏器移除。

步骤 8　灌注后游离和器官获取

方案 1　不获取胰腺

　　在不获取胰腺的情况下,可以获得更长的肠系膜血管。在获取独立的肝脏移植物的时候,前肠区的解剖分离已经开始了。如上所述,整个肠道移植物包括肠系膜根部在刚才的解剖中已经完全游离了。

　　首先离断门静脉,离断的位置取决于肝脏

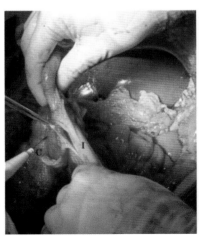
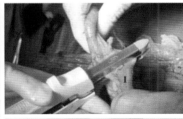
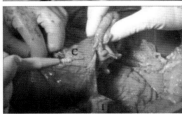

图 11-10 切断回肠末端。(C:结肠;I:回肠)

(a)

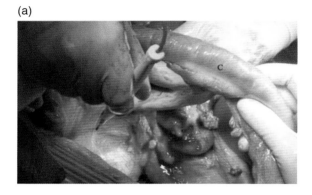

(b)

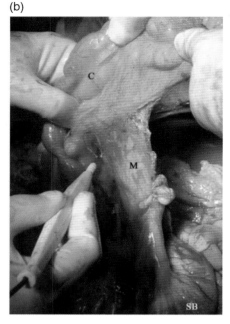

图 11-11 (a)游离结肠(C:结肠);(b)游离切除结肠
(C:结肠;M:结肠系膜;SB:小肠)。

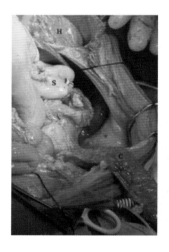
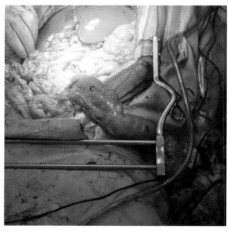

图 11-12 近全结肠切除并将切
除的肠道移到腹腔外。(C:结肠;H:
心脏;S:胃)

的获取。将静脉从胰头组织内游离出来直至肠
系膜根部(图 11-24)。

接下来确认之前解剖的 SMA 主动脉起
源处。

在 SMA 起始部水平离断主动脉,并留下
一个动脉袖袢(图 11-25)。

注意避免损伤肾动脉,并给肾动脉保留
足够的主动脉袖袢。

从腹膜后,在肠系膜上动脉与腹主动脉之
间进行解剖,切取整个小肠,并保留血管袖袢。
将小肠移置到修整台并放入适当的无菌袋中,
贴标签并储存于冰中(图 11-26)。

方案 2 RHA 解剖变异

如果在肝脏侧保留有替代肝右动脉,切取
的步骤和上述基本相同,除非是如在第 6 章所
描述的 SMA 在替代/副肝右动脉起始部的远端
被离断。

方案 3　获取胰腺

如果要完整获取胰腺,那么就不能获得额外长度的门静脉和肠系膜上静脉。在这种情况下,灌注后的解剖分离就不能游离到肠系膜根部。按照标准做法,将肠系膜根部在胰腺侧应用切割闭合器离断(图 11-27)。

小肠移植物侧应用手术刀快速横断,这可能造成 SMA 和 SMV 过短,解决的办法是在移植物修整时进行血管的延长。

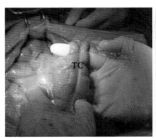
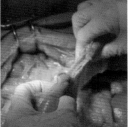
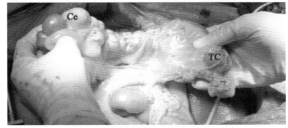

图 11-13　离断横结肠中部。(Ce:盲肠;TC:横结肠)

后台的修整

ISO-INT 修整主要是血管的修整。

● 如果保留有完整的 SMA 和 SMV,只需要将这些血管周围的结缔组织解剖下来,以保证有足够的袖袢进行下一步的移植手术。

● 同时进行胰腺的切取时,SMA 和 SMV 在肠系膜根部被横断,SMA 和 SMV 保留较短。应该找到这两根血管并将其从周围的结缔组织中游离出一小段。获取一段匹配的供体动静脉血管,并应用聚丙烯细线分别和 SMA、SMV 端对端进行吻合,这些延长的血管将会提供足够的长度和受体进行吻合。当这些完成之后,将空回肠用纱布垫包裹准备进行移植手术。

肝脏小肠联合移植(LIV-INT)

器官的获取

肝脏小肠联合移植的初始 4 个步骤和单纯小肠移植的步骤相同:

步骤 1　切开和暴露

步骤 2　探查腹腔脏器

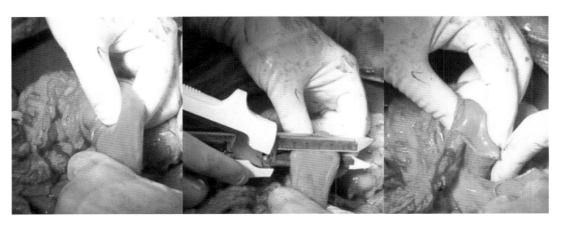

图 11-14　空肠的解剖和分离。

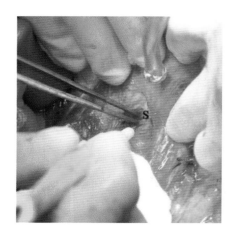
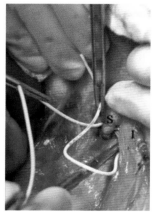

图 11-15 环绕标记肠系膜上动脉（I：肠系膜下静脉；S：肠系膜上静脉）。

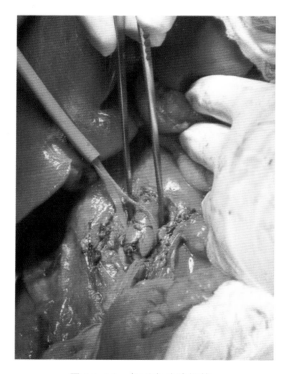

图 11-16 肾下主动脉插管。

步骤 3 解剖游离

步骤 4 远端胃肠道的处理

步骤 5 近端胃肠道的处理

肝-小肠（LIV-INT）联合移植物的获取过程中，灌注前解剖多出的操作与胃相关。使用切割闭合器在幽门的远端离断十二指肠（图11-28）。

解剖胃小弯，如果存在替代/副肝左动脉注意保留胃左动脉。然后解剖胃大弯，结扎胃短血管使脾脏和胃完全分离。胃结肠韧带和脾胃韧带已经在之前的灌注前解剖时离断。现在胃已经被完全游离，将其放置在供体的左侧（图11-29）。

然后将胰腺和脾从后腹膜向中部游离直至显露出主动脉。

步骤 6 控制血管

基本上，如 ISO-INT 器官获取步骤中第三步所述，已经在腹主动脉控制了近端血管，在肾动脉控制了远端血管。

步骤 7 插管、阻断和灌注

和单纯小肠移植器官获取的步骤相同。

步骤 8 灌注后游离和器官切取

LIV-INT 器官的获取实际上是获取包括肝脏、十二指肠、胰腺、脾脏和空回肠的整个器官簇。由于受体手术的改变需要保留胰腺十二指肠复合体。灌注后游离首先从肝脏开始。在食道和肝上下腔静脉内侧之间锐性离断膈肌。将膈肌从下腔静脉右侧离断。肝脏就可移至头侧并放置在冰上。

下一步，不需要解剖肝门，识别并解剖腹主动脉。整个胸腹主动脉应当游离并保留在移

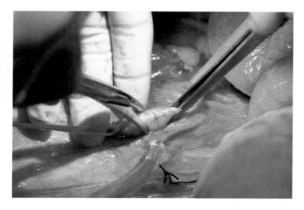

图 11-17 切开主动脉。

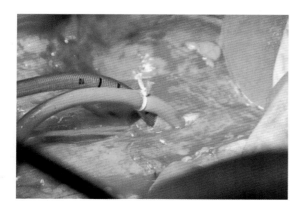

图 11-18 应用束带固定灌注管。

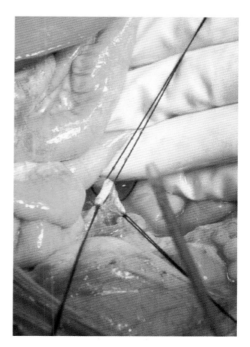

图 11-19 经髂总动脉插管。

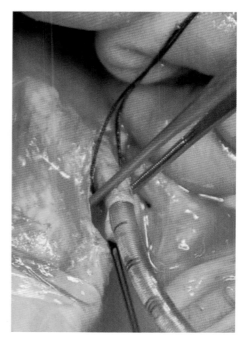

图 11-20 髂总动脉插管后。

植物侧。

识别腹腔干动脉和 SMA。在 SMA 下方识别出主动脉并横断。根据肾动脉的位置,主动脉在这个水平被横断,为肾动脉留下袖祥。

完全游离主动脉,并将脏器放置在头侧。

识别并解剖 IVC。根据肾静脉的位置,将 IVC 横断并为肾静脉留下足够的袖祥(图 11-30)。

然后在游离右侧肾脏时切除肝脏和肾上腺之间的后腹膜组织。在将整个移植物从后腹膜移除时离断剩下的后腹膜组织(图 11-31)。

注意避免损伤 IVC 和主动脉。将整个器官簇放入无菌袋中并放入冰中保存来进行转运和后台修整。

后台的修整

将整个移植器官簇从冰中取出并放置到修整台之上。从肝右叶开始修整。

●从外侧到内侧将附着的膈肌去除。

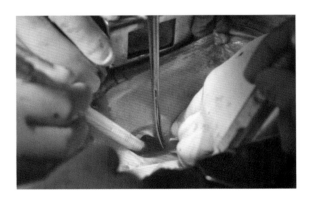

图 11-21　在下腔静脉开放流出道（胸腔）。

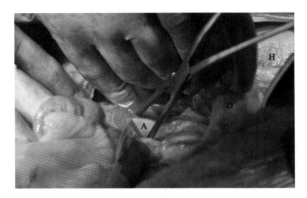

图 11-22　使用止血钳。（A：主动脉；D：膈肌；H：心脏；L：肝左叶）

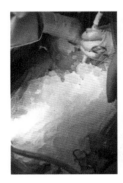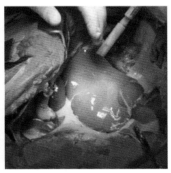

图 11-23　器官保存液的灌注与检查。

- 识别肝上下腔静脉并去除周围多余的组织。
- 同样方法解剖肝后及肝下下腔静脉。
- 结扎肾上腺静脉分支。

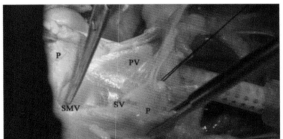

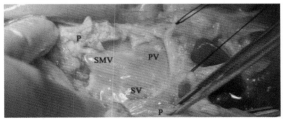

图 11-24　门静脉的解剖。（P：分离的胰腺；PV：门静脉；SMV：肠系膜上静脉；SV：脾静脉）

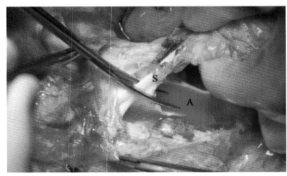

图 11-25　在肠系膜上动脉根部横断主动脉。（A：主动脉；S：肠系膜上动脉）

- 肝下下腔静脉结扎与否取决于是否行背驮肝移植。然后处理主动脉。去除整个主动脉上的结缔组织。结扎所有向后腰部发出的分支。
- 接下来处理 SMA 下方的主动脉。如果腹主动脉在 SMA 起源以下有足够的袖祥，可以直接使用聚丙烯丝线将其封闭。否则的话，需要使用供体的一段髂动脉或胸主动脉制成合适的补片将其封闭。可以使用聚丙烯单丝缝合线连续缝合。

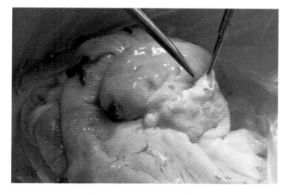

图 11-26 小肠移植物。

● 接下来，将空回肠用纱布垫包裹进行移植。

多脏器联合移植(MVT)

器官的获取

多脏器移植的初始 4 个步骤和上述的步骤相同：

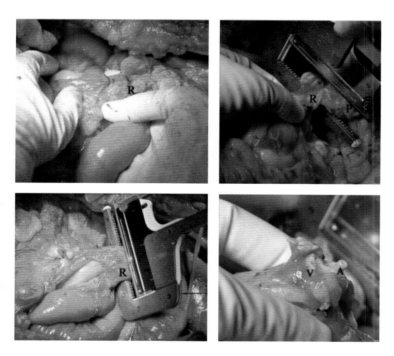

图 11-27 用切割闭合器离断肠系膜根部。(A:肠系膜上动脉;P:胰腺;R:肠系膜根部;V:肠系膜上静脉)

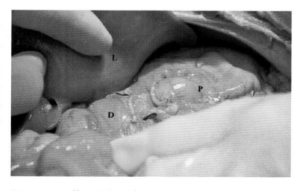

图 11-28 使用切割闭合器离断十二指肠。(D:十二指肠;P:幽门;L:肝脏)。

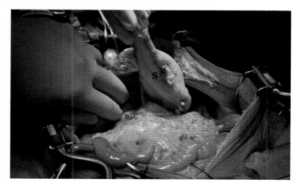

图 11-29 胃被完全游离。(D:十二指肠;S:胃)

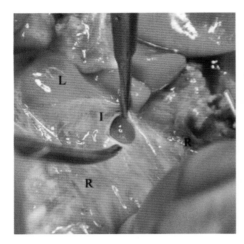
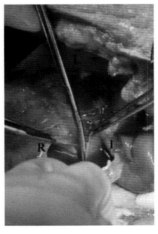

图 11-30 横断 IVC。(I：下腔静脉；L：肝脏；R：肾静脉)

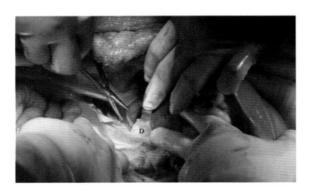

图 11-31 离断剩余的后腹膜组织(D：十二指肠；L：肝脏)。

（图 11-32）。

> 在解剖胃大弯和胃小弯时注意保护胃的血液供应。

也有可能保留部分或整个结肠。离断近端胃/食道后，将胃、脾脏和胰腺从后腹膜向内侧游离直至显露出主动脉。

步骤 6　控制血管

在腹主动脉控制了近端血管，在肾下腹主

步骤 1　切开和暴露

步骤 2　探查腹腔脏器

步骤 3　解剖游离

步骤 4　远端胃肠道的处理

步骤 5　近端胃肠道的处理

这一步可能和上述的 LIV-INT 器官获取的步骤相同。然而，有些 MVT 需要保留胃。因此十二指肠不能如上述那样离断。相反需要在胃食道连接处用切割闭合器离断

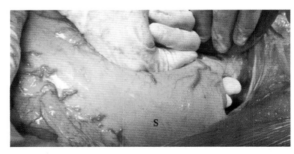
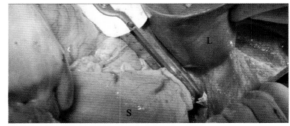

图 11-32　游离并离断胃。(L：肝左外叶；S：胃)

动脉控制了远端血管(见 ISO-INT 器官获取步骤中第 3 步)。

步骤 7　插管、阻断和灌注

和单纯小肠移植器官获取的步骤相同。

步骤 8　灌注后游离和器官获取

大多数 MVT 器官获取的灌注后游离和之前描述的 LIV-INT 器官获取是相同的。最主要的区别在于胃的保留。在这种情况下,胃在与食道连接处离断后将其放置到足侧以便主动脉的解剖。

后台的修整

无论是否保留胃,MVT 器官的修整和 LIV-INT 器官修整的步骤都差别不大。

总　结

- 小肠移植需要 ABO 血型相合。
- 通常供体的年龄避免大于 50 岁。
- DRWR 通常需要小于 1。
- 单纯小肠移植通常需要避免使用血流动力学不稳定或需要大量升压药物维持的供体。
- 存在血管变异时需要讨论血管的分配。
- 和其他团队讨论灌注液的选择。
- 灌注液的量为 50~100mL/kg。
- 使用肝素(成人使用 30000IU/kg,儿童供体使用 100mL/kg)。
- 离断 SMA 起源时避免损伤肾动脉。

- MVT 和 LIV-INT 不解剖肝十二指肠韧带。
- MVT 需要保留胃的供应血管。
- 后台修整实际上是血管的修整(MVT 中也包括肝的修整)。

(淮明生　滕大洪　张玉盼　译)

参考文献

1 Starzl TE, Todo S, Tzakis A, et al. The many faces of multivisceral transplantation. *Surg Gynecol Obstet* 1991; 172:335–44.

2 Casavilla A, Selby R, Abu-Elmagd K, et al. Logistics and technique for combined hepatic-intestinal retrieval. *Arch Surg* 1992; 216:605–9.

3 Sudan DL, Iyer KR, Deroover A, et al. A new technique for combined liver/small intestinal transplantation. *Transplantation* 2001; 72(11):1846–8.

4 Abu-Elmagd K, Fung J, Bueno J, et al. Logistics and technique for procurement of intestinal, pancreatic, and hepatic grafts from the same donor. *Ann Surg* 2000; 232(5):680–7.

5 de Ville de Goyet J, Mitchell A, Mayer AD, et al. En block combined reduced-liver and small bowel transplants: from large donors to small children. *Transplantation* 200027; 69(4):555–9.

6 Bueno J, Abu-Elmagd K, Mazariegos G, et al. Composite liver–small bowel allografts with preservation of donor duodenum and hepatic biliary system in children. *J Pediatr Surg* 2000; 35(2):291–5; discussion 295–6.

7 Goulet OJ, Révillon Y, Cerf-Bensussan N, et al. Small intestinal transplantation in a child using cyclosporine. *Transplant Proc* 1988; 20(3 Suppl 3):288–96.

8 Matsumoto CS, Kaufman SS, Girlanda R, et al. Utilization of donors who have suffered cardiopulmonary arrest and resuscitation in intestinal transplantation. *Transplantation* 2008; 86(7):941–6.

第 **12** 章

小儿腹部器官移植供体获取与修整

Chiara Grimaldi, Jean de Ville de Goyet

引言

虽然本书其他章节所介绍的总体理念(供体的选择、供体的准备及手术技术)大部分适用于小儿器官移植临床工作,但针对低体重受者器官移植过程中的供体选择、切取及修整仍存在其年龄的特殊性。这些标准也可用于低龄供者的选择及应用于低龄受者的供体的获取及修整。

本章将阐述这些年龄特异性方面的内容,作为对前面章节内容的补充。

小儿实体器官移植的供者选择

一般标准

> "优良供体"的定义往往基于供体年龄、血流动力学参数及全身系统性危险因素(恶性疾病或感染)方面的评估。

对于小儿器官移植,理想的供体年龄范围往往认为在 1~50 岁之间,但在供体除年龄外的其他参数指标都很好的情况下,这一年龄范围也可有所扩大(6 个月至 50~60 岁)。

供体血流动力学参数的评估包括很多方面,而这些都基于供体的既往病史及院前的突发事件:

● 应用或未应用血管活性药物治疗的慢性高血压病史。

● 近期、判定脑死亡或之后是否出现严重低血压或心搏停止。

● 近 3 日来强心剂使用剂量。

其他相关供体评估指标,包括组织的缺血损伤和低灌注(如:尿量、肌酐水平及肝功能检测)也应当予以关注。

针对 5 岁以下的低龄供者,正常的动脉血压范围根据不同年龄段会有不同的标准区间(表 12-1)[1,2]。

关于评价供体、受体间恶性疾病或感染的

表 12-1 不同年龄小儿正常血压的平均值

年龄	血压 (mmHg)
早产儿	75/45
0~3 个月	70/50
3~6 个月	80/60
6~12 个月	90/65
1~3 岁	100/65
3~6 岁	100/70
6~12 岁	110/75
>12 岁	120/80

传播风险,以及供体利用的禁忌证均同于成人器官移植在这些方面的供体评估标准。对于低龄供体组,与成年供体人群相比,脑膜炎是相对较常见的脑死亡原因。如果供、受体均能得到规范的治疗和管理(术后应用有针对性的抗生素并通过严密的检测均未发现任何异常体征或非典型败血症的表现),存在细菌性脑膜炎的供体的移植物也可应用于肝脏移植[3]。

> 脑膜炎是小儿器官移植受者脑死亡较为常见的原因。然而,如果对供、受者应用有针对性的抗生素进行恰当的治疗,此类供者捐献的器官是可以被接受的。

供者捐献前在 ICU 住院时间的长短是一项评估供体质量的重要指标,因为供体在 ICU 住院时间越长,其存在组织/器官缺血性损伤、耐药菌生长定植、亚临床感染及新陈代谢方面异常的风险就越高。一般认为,如果 ICU 住院时间短于 5 天,供体一般情况常良好且其他评估指标也在正常范围内。

供受体体重比(供体体重/受体体重)

对于传统的成人实体器官移植或当将完整大小的供体器官应用于小儿器官移植时,供受体的体型应近似以确保供体器官的大小与受体移植部位的空间大小相匹配(即供受体体重比 DRWR=1/1)。一般而言,供、受体之间如略存在不匹配(DRWR=1+/-0.25)是可以接受的;而对于一些有经验的移植中心在进行腹部器官移植临床工作时,如供受体间存在相对更大的不匹配(DRWR=1+/-0.5)也能被他们所接受。

当存在较高的供受体体重比例时,供体经过慎重地评估在以下情况下可以利用:

- 某些被移植于受体局部空间存在较大活动性的器官,例如:肾脏或单段小肠移植物(DRWR 可高达 2/1)。

- 受体合并特殊症状(如:肝肿大或大量腹水),原位器官移植时该空间可容纳相对体积较大的器官(DRWR 可高达 2/1)。

- 手术医生计划利用减体积的供体(运用减体积或劈离技术,或原位切取活体供者的部分器官)时,例如肝脏移植,DRWR 的可用区间可于不同情况波动于 2/1 乃至 20/1[4,5]。

> 当应用整体器官移植时,DRWR 应为 1(+/-0.25)。较高的供、受体体重比例在某些特定的病例中也可被接受(可高达 1.5~2.0)。

供受体年龄比

高龄供者的器官常常被利用,包括将其移植给婴幼儿;但总的来说,可接受的供者年龄区间为 1~50 岁。

当谈及超低龄供者时,供体器官的一些生理功能(合成功能)的不成熟(例如:不足 6 个月的婴儿捐献的供肝进行肝脏移植)以及血管内血栓形成的高风险都是需要我们特殊关注的。此外,关于肾脏移植,供体年龄低于 5 岁与移植术后移植物的低存活率和血栓形成的高风险关系显著[6]。然而,此类小儿供肾如果能够连带肾脏周围组织进行"整块"移植,其存活率明显优于仅进行孤立的肾脏移植。

> 对于低龄的小儿供者,其供体器官的生理功能是否成熟以及移植术后血管内血栓形成的高风险是需要我们特别关注的。

那些与基因异常或先天性合成功能不全相关的婴幼儿死亡,在新生儿重症监护室内的新生儿中的发生率高于那些年龄稍大的儿童。因此,当移植器官的细胞携带已知的基因变异或应用的器官来源于存在早期代谢异常的供者(或患者)时,该器官是否可以利用需要移植医生慎重考量[7]。

当将高龄供者(50~55 岁)的器官应用于婴

幼儿器官移植时,供体器官的质量及受者的预后、生存期需要格外关注。尽管围绕上述观点产生的伦理学争论持续不断,但从临床实践的角度,此类器官的应用在不同的移植中心存在明显的个体差异,即某些移植中心对于此类器官的筛选标准十分严格。但有一个观点是合理并被几乎所有的移植中心所认可的,即针对急重症的移植患者,供体的年龄范围可相对扩大;针对状态好的移植患者,供体的年龄区间则相对较窄。

> 当应用的器官来源于年龄超出常规供体年龄范围的供者时,供体年龄相关的风险和受者自身的危险因素均需要格外注意。

器官特异性的供体筛选标准

供肝

理想化供肝的肝功能检测指标(转氨酶、谷氨酰转肽酶及胆红素)均应在正常范围内,但有的供肝在上述肝功能指标不超过正常值2倍时也可以考虑被利用。在某些情况下(例如:低氧、低血压或心脏停搏复苏后),较高的肝功能指标如果有下降至正常的趋势,此类供体的供肝也是可以利用的。但是,在准备为经过严格筛选且状态良好的患者行减体积或劈离式肝移植时,谷氨酰转肽酶进行性升高的供肝是不适合应用的,因为要考虑到这些损伤叠加、累积造成的风险。

> 肝功能指标异常(高于正常值2倍或进行性升高)的供肝不宜应用于减体积或劈离式肝移植。

最好在供肝获取前能进行肝脏超声检查,且建议应用肝脏超声正常、无脂肪变性或轻度脂肪变性的供肝;但是,捐献前对供体行超声检查往往没有那么容易。

当供体的肝脏受过创伤或存在良性结节/肿瘤/囊肿(例如良性囊肿或较小的血管瘤),同时肝脏损伤的部位或结节局限于肝脏的某一段/亚段且能够被切除(减体积供肝)时,此类供肝也可以被利用[8]。

> 供肝局部存在创伤或良性肿瘤/囊肿且能够被切除时,并非移植的禁忌证,可行减体积肝移植。

在供肝获取的过程中,应当进一步对供体进行全面评估。通过对供肝的颜色、质地、大小及边缘等方面的评估明确器官的质量。当肉眼评估供肝存在中度脂肪变性时,可通过肝脏穿刺病理活检进一步明确该器官是否可用。总的来说,如果供肝脂肪变性达到30%,该供肝仅可用于全肝移植;换言之,当供肝存在明显的脂肪变性(>10%)时,劈离式肝移植等其他手术方式需慎重考虑。

对于有经验的移植中心,体积较大的供体可利用恰当的手术技术(劈离或减体积)将部分供肝移植给低龄的婴幼儿受体。如今,可以通过劈离式肝移植和活体肝移植技术将一个成人供体肝脏的左外叶移植给一个5~30kg体重的儿童。通过将供肝的左外侧叶进一步减体积的肝段移植技术,可以使成人大小的供体被利用并移植给体重不足5kg的儿童或新生儿[4,9-10]。同样的,保留S4段连同左外叶的供肝可以用于移植给体重较大的儿童。

尽管劈离术式在不同的移植中心略有不同,但经常选用的标准术式有两个[11-14](详见劈肝章节):即"肝门上"入路劈离术式(沿肝圆韧带劈肝)和"沿肝门"入路劈离术式。采用后一术式时,门静脉左支往往不会完全暴露出来,而且大部分病例中左肝为单支胆管引流。实际上,劈离式肝移植技术与活体左外叶肝移植供体获取手术技术很相似。劈肝手术可以在体外供肝修整台上进行,亦可以在供肝获取时原位进行[15]。原位劈肝的优势在于可以缩短无论是左侧还是右侧移植物的冷缺血时间，但这一术式要求供体在劈肝过程中维持良好、稳定的血流动力学状态。而且，原位劈肝会使供体手术的时间有所延长，也使整个供体手术对实施手术的医院整体水平要求更高。

尽管在部分肝移植中，劈离式肝移植为首选术式，但在如下特定情况下，通过减体积获得的肝脏移植物也适用：

● 供肝不适合劈离：供肝切除部分存在局灶性损伤或病变，供肝存在脂肪变性。

● 当全肝体积针对受者腹腔空间过大，而劈离后肝左外叶移植物针对受者来说提供的肝体积过小（DRWR 1.5~3）。

● 供体过小而劈离手术会增加由于扩大切除、脉管系统的骨骼化或存在多支口径过小的动脉造成的血管损伤。

● 供肝肝功能检测指标应正常或不高于正常上限的 2 倍。
● 肝功能检测异常的供肝不宜行劈离式。
● 供肝脂肪变超过 10% 时不宜行劈离式。
● 左外叶供肝可用于移植给体重在 5~30kg 的小儿受者。
● 供肝宜行减体积术式的适应证有限。

小肠移植物

当供体经历低血容量、低血压或心搏停跳过程后，小肠被认为是最易因低灌注而出现缺血性损伤的器官。因此，小肠供体的筛选标准较其他供体器官的要严格。由于缺乏对供体小肠的生物学评价指标，供体的病史，例如：血流动力学的稳定、低剂量的血管收缩药物的应用和无心搏停跳病史等，自然成为了重要的评估标准。

供体的病史和临床体征是我们进行评估时必须获得的重要信息。如果供体存在活动性

或慢性消化系统病变或存在提示内脏低灌注的临床表现（食物过敏、近期出现慢性或急性腹泻或黑粪症）时，是小肠供体切取的禁忌证。询问供体的家族病史是很重要的，这样可以规避一些高危供体（有克罗恩病或家族性息肉病家族史的供体）。

移植受者的个体状态及选择的移植术式决定可接受的供体范围及 DRWR 指标。小儿受者往往需要肝、小肠联合移植，而且由于既往肠切除术（短肠）将使小儿受者腹腔空间相对较小。当低体重的婴幼儿行移植手术时，只有 DRWR=1/1 的小体重供者可用。然而，当进行联合移植的移植物经过减体积后，可接受的 DRWR 可达 1/3（甚至最大可达 1/4）。

总之，选择适宜的小肠移植物主要根据受者的原发病、受者的腹腔情况、受者的腹腔空间大小及供体的体积大小等因素。

● 筛选小肠移植供体的主要标准：血流动力学稳定、低剂量血管活性药物的使用及没有心搏停跳史。
● 存在活动性或慢性消化道疾病者为小肠移植禁忌证。
● 供体的肠道疾患的家族史及食物过敏史需要详细了解。
● DRWR 应控制在 1/1~1/4 之间。

移植肾

小儿肾移植供体的选择基本遵循成人肾移植供体筛选标准。其中还包括移植肾功能中度异常（血清肌酐水平高于正常上限 2 倍）且肾穿刺活检提示为可逆性肾损害的供体仍有可能被接受和利用。

目前，移植肾的分配主要基于 HLA 配型和其他特异性的指标，因此在大多数案例中其与 DRWR 不相关。只有诊断少数低体重的受体，在供体选择上才会特别关注移植肾的大小。事实上，体积较大的供肾其肾实质的面积较大，

肾单位较多，这对于受者来说是有利的。当 DRWR 大于 3，即超过了供体筛选标准建议的上限时，应特别关注供体大小与受体的空间是否匹配。

当移植肾取自年龄小于 3 周岁或体重低于 12kg 儿童时，移植术后血管内血栓形成的风险高于正常大小的供肾，这点需要特别注意。应用此类供肾移植给一个成年人时，供肾获取时应连同部分下腔静脉和部分腹主动脉一并整块获取用于血管的吻合。

> 小体重供者的肾脏应考虑"整块"移植；而 DRWR 不应大于 3。

器官获取及其技术方面的相关问题

概述

总体而言，针对低体重供体的器官获取技术与成人供体的器官获取技术大致相同，但也存在其特殊性：

- 在对器官进行灌注前，应为器官的无触碰整块获取做好对周围组织的解剖、游离，尽可能避免对要获取的器官进行过多的游离或因其所致的外科损伤[16-19]。
- 在体原位供肝劈离技术需要更多的准备及解剖游离过程。与其他章节提及的原则相同，这一术式的实施需要更有经验的移植团队且供者的一般状况良好、血流动力学稳定。
- 腹腔脏器获取时应统一从腹主动脉（不必行门静脉插管和灌注）进行整块灌注和冷却（应用一种灌注液对肝脏、小肠、胰腺和肾脏一起灌注和保存）[20-25]。
- 器官的灌注针对不同年龄和体重的供体应采用个体化的方案：

- 针对体重低于 40kg 的儿童供者，肝素的应用的量为 300U/kg。
- 灌注液：灌注液的总量应根据供者体重的降低而减少；以 Custodiol HTK 液为例：体重低于 10kg 的供者灌注总量为 1L；体重在 10kg~20kg 的供者灌注总量为 2L；20kg~40kg 体重的供者灌注总量为 3L。

> 无触碰整块器官获取技术及统一经腹主动脉插管灌注更适用于小儿供者。

技术方面

全肝整块获取

图 12-1 至图 12-9 为多器官联合获取手术准备的标准步骤。

第一步：灌注前的腹部准备

在不获取胸腔内器官的前提下，所有腹部器官获取的病例中都应采用胸、腹联合正中大切口，使上腹部得到很好的暴露和手术入路。为了避免对膈肌过度牵拉，联合经膈肌前方至两侧肋骨的正中切口可能会有帮助（图 12-1）。

此后，对腹部脏器包括动脉变异情况进行全面评估（例如副肝动脉等解剖变异）。

离断盲肠及右半结肠系膜并将其游离（图 12-2），通过 Kocher 动作将下腔静脉前方、左肾静脉以及肠系膜上动脉起始部完全暴露（图 12-2）。

自左肾静脉水平至腹主动脉–髂动脉分叉汇合处将腹主动脉前方组织游离并离断，可同时离断肠系膜下动脉（可选步骤）。

将下腔静脉自腹主动脉–髂动脉分叉汇合部至肾静脉起始部游离出来（图 12-3）。

为将腹主动脉和下腔静脉自腹主动脉—髂动脉分叉汇合部以上进行钳夹阻断做好准备。

于主动脉胸段周围挂带子为腹主动脉钳夹阻断做准备（图 12-4）。

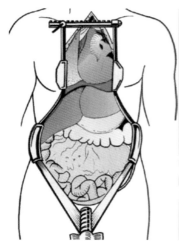
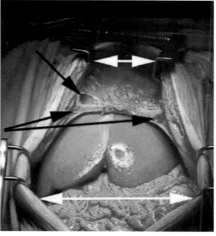

图 12-1　剑突耻骨正中切口和胸骨切开术。(Reproduced from [23] Standardised quick en bloc technipue for procurement of cadaveric liver grafts for paediatric liver transplantation. Jde Ville de Goyet, R Reding, V Hausleithner, J Lerut, JB Otte. Transpl Int 8; 280–285, 1995, with permission from Springer.)

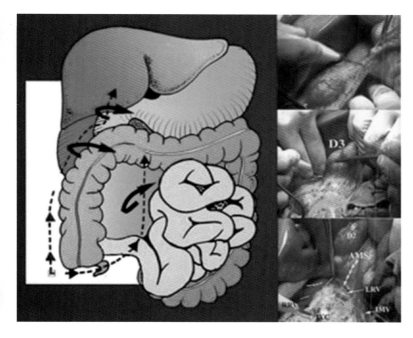

图 12-2　游离阑尾和右半结肠，离断其肠系膜根部并应用 Kocher 动作显露出下腔静脉、左肾静脉和肠系膜上动脉根部。(ASM：肠系膜上动脉；D2：十二指肠第二部，降部；D3：十二指肠第三部，水平部；IMV：肠系膜下静脉；IVC：下腔静脉；LRV：左肾静脉；RRV：右肾静脉)(Reproduced from [23] Standardised quick en bloc technipue for procurement of cadaveric liver grafts for paediatric liver transplantation. Jde Ville de Goyet, R Reding, V Hausleithner, J Lerut, JB Otte. Transpl Int 8; 280–285, 1995, with permission from Springer.)

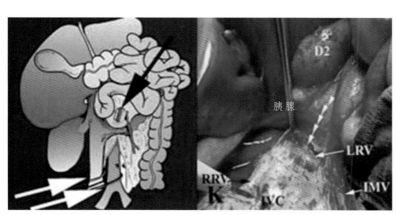

图 12-3　自左、右肾静脉(LRV, RRV)肾门起始部水平开始游离解剖腹主动脉和下腔静脉(IVC)直至其交汇端，为灌注插管做准备。(Reproduced from [23] Standardised quick en bloc technipue for procurement of cadaveric liver grafts for paediatric liver transplantation. Jde Ville de Goyet, R Reding. V Hausleithner, J Lerut, JB Otte. Transpl Int 8; 280–285, 1995, with permission from Springer.)

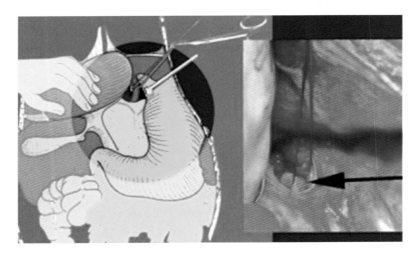

图 12-4 于腹部水平游离出部分腹主动脉并套上血管带以备下一步阻断。(Reproduced from [23] Standardised quick en bloc technipue for procurement of cadaveric liver grafts for paediatric liver transplantation. Jde Ville de Goyet, R Reding, V Hausleithner, J Lerut, JB Otte. Transpl Int 8; 280–285, 1995, with permission from Springer.)

供体胆囊和胆道应用生理盐水冲洗。此后,在全身肝素化后,于腹主动脉较低水平插管并于腹主动脉胸段水平将之钳夹阻断(此步骤通常将之前于腹主动脉胸段周围挂好的带子结扎即可)。

腹部器官的灌注统一经腹主动脉插管灌注。

将生理盐水冰置于腹腔及右侧胸腔以进一步冷却腹部器官(图 12-5)。

第二步:器官灌注后的无触碰获取技术

1. 血管的解剖、游离:

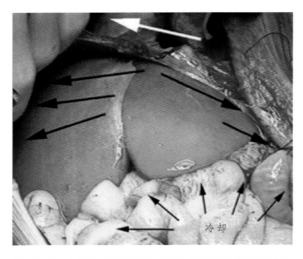

图 12-5 在阻断(膈下)腹主动脉并开始进行器官灌注后,用冰盐水冲洗腹腔及右侧胸腔。

○在钳夹阻断水平上方离断近端主动脉。

○自左肾静脉水平上方将腹主动脉前方及右侧从其周围的腹腔神经丛、淋巴管及其他组织中剥离出来,以便更好地显露该段腹主动脉和肠系膜上动脉起始部(图 12-6)。

沿腹主动脉前方正中将其切开至肠系膜上动脉开口处。由此可以仔细检查腹主动脉管腔内侧并明确肾动脉开口位置。这样在劈分腹主动脉时既可以保证腹腔干和肠系膜上动脉血管袢的安全,同时也可以保留肾动脉血管袢并避免其损伤。

将腹主动脉左侧的腹腔神经丛和淋巴管等组织剥离掉,以便彻底游离腹主动脉袢。当这一步骤完成后,就可进行十二指肠和胰腺前方的游离以及后续的其他步骤(图 12-7)。

进行胃幽门及十二指肠的游离,这样可以游离出胰腺边缘并能在距离肝动脉和门静脉一定距离处劈开胰头。将胰头全程劈开,同时将十二指肠彻底自胰腺游离出来,直至显露出肠系膜血管(图 12-7 和图 12-8)。

2. 胰腺下方的肠系膜血管及肠系膜根部自右向左依次离断至屈氏韧带处;离断线必须在胰腺下方并横穿肠系膜,以保证给供体侧留 3~5cm 左右的肠系膜上动脉(图 12-9)。

3. 分离或横断胰体/尾、脾门及胰腺、十二指肠后方的组织,彻底游离暴露含腹腔干及肠

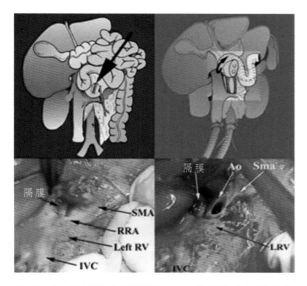

图 12-6　解剖并游离腹腔干(AO)前面及右外侧部分的神经和淋巴组织以充分显露腹腔干及肠系膜上动脉(SMA)起始部。直视下剖开腹主动脉并切取腹腔干动脉袢。(RRA:右肾动脉)

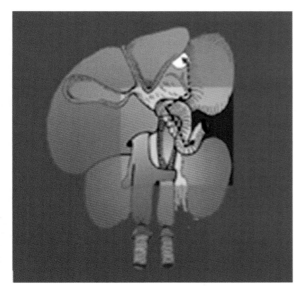

图 12-7　游离胃幽门部和十二指肠球部,沿十二指肠全程劈开胰头直至显露出肠系膜血管。

系膜上动脉段的腹主动脉。

4. 自心包内离断下腔静脉,并含带部分膈肌一并切除下来。部分右侧膈肌自离断的心包内下腔静脉血管袢侧缘沿肝周分离切除下来;

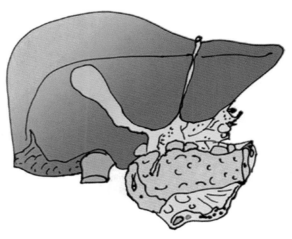

图 12-8　在离断肠系膜上血管后彻底游离胰腺组织,并沿其下缘游离胰体和胰尾部分。

离断线沿供肝右侧向下延伸直至肝下下腔静脉侧缘。切除线横穿右侧肾上腺以保护右侧肾脏不受损伤。将肝下下腔静脉于肾静脉起始部以上 1cm 处离断。

5. 整个供肝包含胰头及其周围相关的脉管结构自腹腔被整块切取下来(图 12-9)。此后进行供肾的整块获取(见下文)。

供肝的劈离

将一个供肝劈分成两个供体的过程可以在体外修肝台上完成,也可以在体原位进行劈离。关于两种不同的劈离术式和技术要点已在第 8 章和第 9 章进行了详细的阐述:

● 其中一种称为"沿肝门上方劈离"的术式是严格经脐裂劈分肝实质,经 Rex 隐窝(肝左静脉远侧部)的背侧劈分脐板,并于相对近侧部分离断胆道(于肝段水平可能断出多个胆管开口)[15](图 12-10)。

● 另一种术式是沿着脐静脉裂的右侧劈分肝实质直至门静脉左支和胆管左支,而其至门静脉左支和胆管左支离断面的位置较其他术式相对更靠右(经肝门劈离术式)[12-14](图 12-10 和图 12-11)。这一术式的优点在于不会于门静脉左支的远端离断之,同时胆管系统的离断会位于 2、3、4 段胆管汇合后的共干

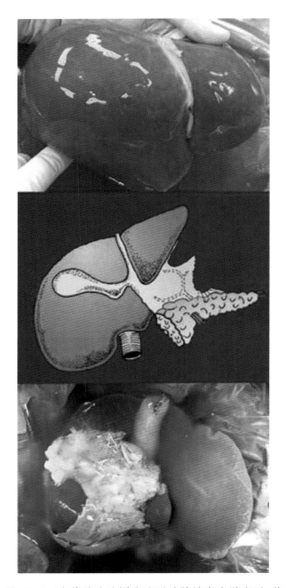

图 12-9 在将胰头连同腹腔干动脉袢完全游离后,将供肝连同大片膈肌和胰头组织完整切取下来,但不解剖供应肝脏血管。

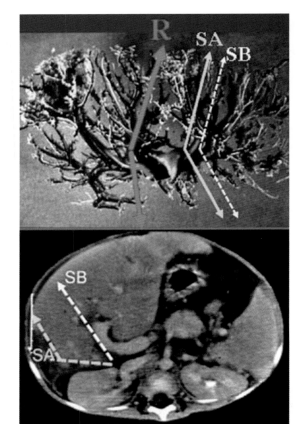

图 12-10 减体积和劈分供肝。减体积是指右半肝切除(红线)。供肝的劈分可以通过"经肝门"术式(黄线)完成,即在肝门处离断门静脉左支而不解剖 Rex 隐窝;或通过"经脐静脉导管的肝门上"术式(白色虚线)完成,即完全游离显露门静脉左支并在左侧相对更远的位置离断胆道(这样常常会离断出多支胆管)。

处。在临床工作中,后一种术式可降低门静脉血栓形成的风险,也会降低胆管吻合的难度并减少吻合可能出现的问题。同时,这一术式对于移植物体积的可控性和灵活性更高,可使劈分后的左半肝移植物包含大部分第 4 段的肝组织进而扩大移植物的肝体积,从而有利于将一个左半肝移植物移植给一个体重相对较大的受者(图 12-11)。

减体积供肝

　　随着供肝劈离术式的不断被接受和在临床上取得的成功,减体积供肝的适应证和应用渐渐被其取代。供肝劈离的主要优势在于其可以将一个供体劈分为两个移植物。

　　然而,减体积供肝在某些特定情况下仍适用。

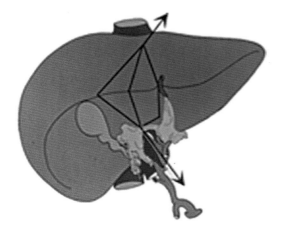

图 12-11　"经肝门"劈分供肝的术式可以通过向右侧移动劈肝线而相对更容易为左半移植物保留更多的肝实质。（With kind permission from Springer Science+Business Media: Split liver transplantation: Theoretical and practical aspects, 1st edn, Techniques for ex situ cadaveric liver graft division, 2001,de Ville de Goyet J.）

目前,可行减体积的供肝的适应证如下:

- 不适合行劈离的供肝:拟切除的部分肝实质内存在损伤或病理改变;供肝脂肪变性。
- 供肝整体相对受体腹腔空间过大,而左外叶肝脏体积相对受体来说又过小时（DRWR 1.5~3）。
- 当供肝体积小,同时劈离的过程会因对肝门部过多的解剖、脉管系统的骨骼化以及存在多支口径非常小的动脉而增加术后血管并发症的风险时。

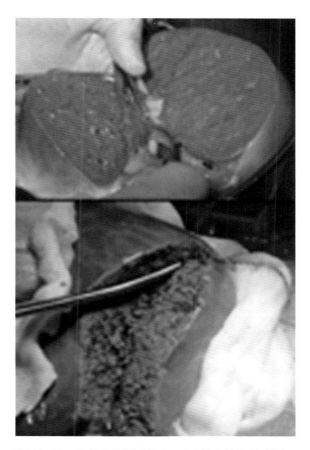

图 12-12　离体的供肝减体积:通过精细的解剖、钳夹、结扎和缝扎或应用双极电凝对减体积后的供肝肝断面进行止血。

　　供肝减体积往往在修肝台上应用 Kelly 钳、丝线及双极电凝进行[8-12]（图 12-12）。减体积也可类似于劈离的过程在体原位进行（整个减体积的过程,抑或仅仅肝部分切除的过程在体进行而后续的部分于修肝台上完成）。

　　传统的减体积过程往往是部分或标准的右半肝切除,有时亦可以向左侧半肝扩大;经过肝实质于门静脉右支的起始部离断之或采用肝门上解剖、切除的术式,从而减少对血管或胆管的损伤[8-12]（图 12-13）。

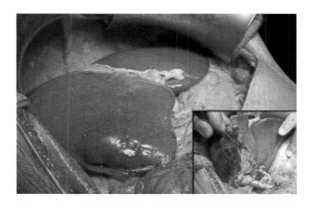

图 12-13　减体积肝移植:为了更好地匹配供肝和受者腹腔空间的大小,将供肝的右后叶切除后再移植入受体体内。

随着儿童器官移植的发展以及肝移植适应证面向的群体不断扩大至新生儿、低体重婴幼儿,对于相对更小体积的供肝的需求也不断增加。在过去的十年里,减体积术式也成为了对左外叶供肝进一步减体积所需的方法(无论是在活体或尸体供肝的获取过程中)。

通过此类技术获得供体大多被称为"单段供肝"。然而,所谓"减体积左外叶供肝"这一概念则更优先地考虑了其解剖和技术因素 (图12-14)。故而,"减体积左外叶供肝"这一概念于随后的几年里被一直沿用[4,9-10]。

单独小肠移植的移植物整块获取

移植小肠的肠道内去污清洁应在供体获取前和(或)供体获取过程中进行(在供体尚在ICU且尚未进行器官获取前经肠道进行去污清洁灌肠,后在手术室于器官获取过程中再次行肠道的去污清洁灌肠)。

正常循环状态下的解剖过程

正常循环状态下的移植小肠获取解剖过程大致和多器官联合获取过程相似 (详见整肝获取的相关章节,图12-15),但尚需以下附加的步骤:

●完全游离右半结肠、结肠肝曲直至横结肠中部,并打开大网膜腔。

●将右半结肠和横结肠从大网膜上游离下来。自结肠中动脉左侧离断横结肠系膜至胰腺下缘。

●游离胃的幽门部以备后面的离断切取步骤(在完成术中肠道的清洁灌洗后应用 GIA 切割闭合器离断幽门部)。

冷缺血时段的获取过程

1. 完成器官的灌注和冷却后,获取供肝。小肠移植物的获取首先从离断肝门组织开始:

○于十二指肠上缘离断胆道;

○离断胃十二指肠动脉后延续并连同腹腔干一并切取肝动脉;

○于胰腺上缘离断门静脉。

2. 如整肝获取相关章节所描述的,当供肝被切取下来后,腹主动脉袢连同肠系膜上动脉也一起被切取下来,胰腺后方也从腹膜反折处游离下来。

3. 应用 GIA 闭合切割器离断横结肠及幽门(如之前未完成此步骤)。

4. 将胰腺下缘及胰尾完全游离。至此,胰

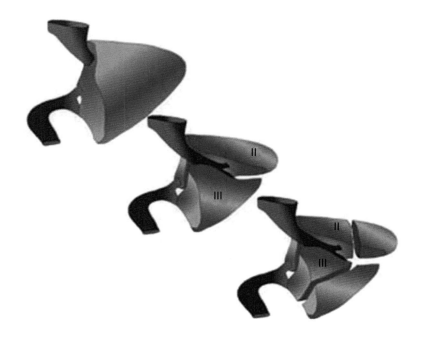

图 12-14 减体积左外叶供肝:左半肝的解剖特点使对左外叶供肝进行进一步减体积成为可能,然而这样的移植物并非"单段移植物"。

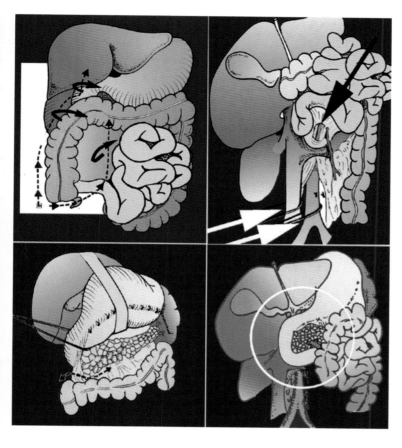

图 12-15　温缺血时段的解剖、游离过程类似于之前介绍过的多器官联合获取(上面两幅图)时的解剖、游离过程,但尚包含以下额外步骤:(1)完全游离右半结肠和结肠肝曲直至横结肠,而后打开大网膜腔(左下图);(2)于胰腺下缘显露出肠系膜上动、静脉(右下图)。

腺自腹膜反折处被完全游离,且整体胰腺—肠道组织连同肠系膜上动脉和大片的腹主动脉袢也已彻底游离出来待切取(图 12-16)。

器官修整手术过程

根据受者的个体特异性,部分肠道移植物可能被切除,往往是供体的结肠部分。如果受体自身没有结肠,供体修整时就将切除部分小肠而缩短其长度并保留供体结肠。

全肝、肠道联合获取技术

当需要为一个低体重的小儿受者行腹部联合器官或多器官移植时,器官获取时需根据患者不同的个体特异性选用所需的手术技术[29]。

常见的多器官移植物中就包括肝、小肠联合移植。为了更便于植入受者体内,器官获取时需采用上述器官联合获取技术,同时不解剖、离断胰十二指肠之间的组织(图 12-17 至

图 12-19)。

器官获取需采用整块联合获取技术,除之前章节所介绍的以外,其主要步骤如下:

在完成全肝获取相关章节和肠道移植的整体肠道获取相关章节所介绍的标准的腹部器官、组织的解剖和游离的准备步骤之后,对拟获取的腹部器官进行灌注和冷却。此后,依照全肝获取相关章节所介绍的步骤做好连同腹腔干和肠系膜上动脉一起的腹主动脉袢的切取准备。

自左侧起游离胰腺下缘,而后切取部分或整个胰腺。

整块的多器官获取技术无需离断肝门从而能使胆道系统保留良好的血运;同时,这样可以使器官移植入受体的过程和步骤相对更简化,即只需完成一次简单的动脉和静脉吻合且无需行胆道重建[16,29](图 12-18 和

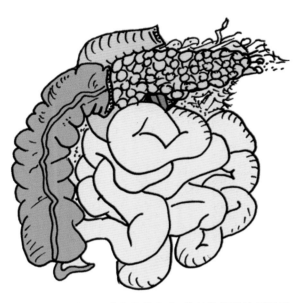

图 12-16 单独肠道的整块获取。将整块肠道连同肠系膜上动脉周围的腹主动脉血管袢、十二指肠—胰腺及右半结肠一起游离。后续的游离、劈分可在器官修整时根据解剖情况及受体需要进行。在器官修整时游离十二指肠—胰腺，并一起解剖游离出部分腹主动脉血管袢和门静脉等主要的血管结构。

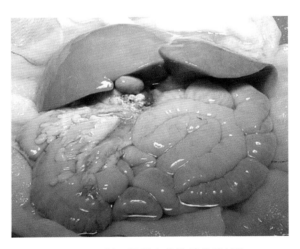

图 12-17 肝—肠联合获取后的移植物。

图 12-19）。

为了使联合获取的器官能够植入 DRWR 较大的低体重小儿受者体内，供肝可在器官修整过程中进行减体积[29]（图 12-20）。

双侧移植肾整块获取

供体肾往往在肝、小肠获取完成后最后获取。

当从一个小体积的供体获取移植肾时，双侧供肾往往一起被切取下来，而后在器官修整时将左右肾劈分开，抑或将双侧供肾一同移植给同一受体[30-34]。

供肾获取过程非常简单（图 12-21）。

● 找到双侧输尿管后，在尽可能低的水平离断它们，后沿自盆腔至双肾的方向连带着输尿管周围的组织逆行游离之，这样可避免对输尿管血供的影响。

● 而后，均自腹膜反折处游离双侧供肾的后方：解剖、游离时应注意保留肾周组织，包括肾上腺组织并避免任何损伤；随后，均自外侧缘向正中方向继续游离，右侧至下腔静脉外侧缘，左侧至腹主动脉左缘。

● 将残留的部分腹主动脉和肝下下腔静脉连同双侧供肾自其周围的肌肉组织和后腹膜中一起游离、切取下来。

● 在器官修整时将双侧供肾劈分开。一般来说，双侧肾静脉的劈分原则为将部分下腔静脉留给右侧肾静脉（右侧肾静脉相对较短），这样可以在必要时有将其延长的可能。沿腹主动脉前侧壁将其纵行劈开，并在明确左、右肾动脉（包括副肾动脉）开口位置后自腹主动脉后侧壁将左、右肾动脉劈分开；而后进一步游离、解剖双侧肾动脉至双侧肾门。

肝胰联合"整块"获取

对于小儿或低体重供体而言，很少获取其胰腺用于移植。而自年龄较大的儿童供体获取胰腺并移植给成人受者的技术步骤已在第 10 章中进行了阐述（图 12-22）。

如果需要自小儿供体获取胰腺时，我们则需要重申无触碰、无损伤的整块获取技术；因而胰腺往往会同供肝行整块联合获取[35-38]（图 12-22）。

肝、胰联合获取手术步骤比较简单，就是

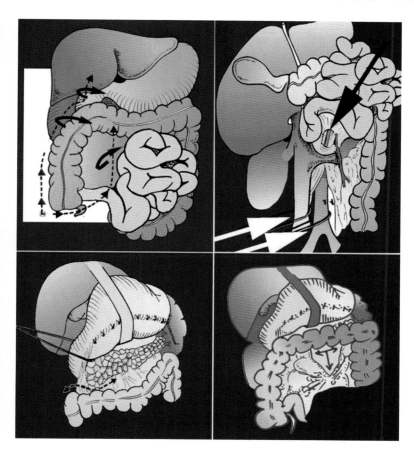

图 12-18　正常循环状态下的解剖、游离过程类似于之前介绍过的多器官联合获取(上面两幅图)时的解剖、游离过程,但尚包含以下额外步骤:(1)完全游离右半结肠、结肠肝曲直至横结肠,而后打开大网膜腔(左下图);(2)自结肠中动脉左侧离断横结肠系膜直至胰腺下缘(右下图);(3)在术中完成肠道内去污清洁后,游离出胃幽门部并应用 GIA 切割闭合器离断之(未示出)。

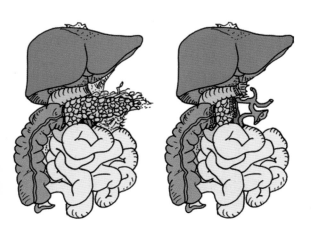

图 12-19　肝—肠联合获取后的移植物。供肝连同胰腺—十二指肠一并整块获取或供肝仅连同胰头部分联合整块获取,同时一并获取包含腹腔干和肠系膜上动脉在内的腹主动脉血管袢。

在之前介绍过的全肝整块获取过程的基础上,仔细游离横结肠并离断大网膜(图 12-22),并游离出第一段空肠袢和幽门以备在器官整体灌注后应用 GIA 切割闭合器横断之 (图 12-22)。两个器官会在器官修整时运用类似后面将讲到的方法和步骤被劈分开(详见"肝脏"章节)。

器官修整的相关技术步骤

供肾修整

供肾的修整一般会在受体的移植中心进

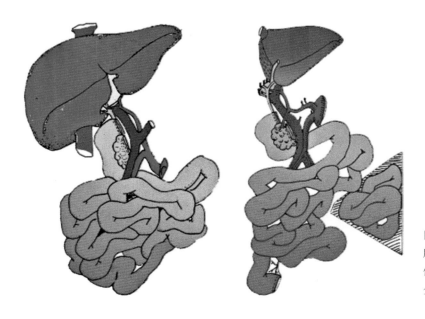

图 12-20　整块联合获取的肝—肠移植物:供肝和供肠均可在器官修整时减体积,如右半肝切除和部分中部肠道。

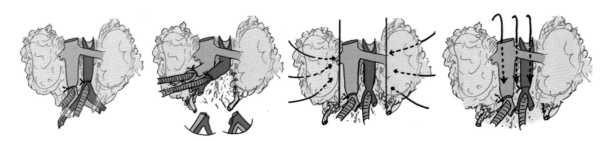

图 12-21　双侧供肾整块联合获取：将双侧供肾整块联合获取并可一起移植给同一受体或在修整时将它们劈分后分别移植给两个受体。自左向右图示:(1) 完成腹部其他器官获取后对供肾进行灌注结束后;(2)显露、确认双侧输尿管,在尽可能低的水平自盆腔至双侧肾连同周围组织离断双侧输尿管并逆行游离之,这样可避免输尿管缺血;(3)从后方自腹膜反折部游离双肾:仔细、轻柔地自后方开始经过外侧直至腹部中线位置连同包括肾上腺在内的肾周组织一并游离双肾以避免对供肾的损伤;(4) 将获取其他器官后剩下的部分腹主动脉和肝下下腔静脉显露并游离起来,最后将整块移植物自周围肌肉和后腹膜的纤维筋膜等组织中游离下来。

行,且不论供体年龄大小,其主要的技术步骤与第 5 章中介绍的基本相似。

在双侧供肾整块获取后,两侧供肾往往需要被劈分开送往不同的移植中心(图12-23)。劈分过程需尽可能地简洁,给每一侧肾脏保留尽可能多的肾周组织并将移植前最后的修整留给受体手术的移植医生完成。基本上讲,就是仅仅自中线位置将双侧供肾连同肾周组织简单地劈分开并给每一侧均保留较大的腹主动脉袢和静脉袢:

● 我们往往倾向于将左侧肾静脉自其起始部离断,并将剩余的部分下腔静脉留给右肾静脉。

● 将腹主动脉前壁沿正中纵行劈开,并检查、明确双侧肾动脉及可能存在的极支动脉开口的位置。

●最后,将腹主动脉后壁沿正中劈开。

供肝修整

在受体移植中心进行器官修整时,移植医师将会对供肝进行进一步评估和修整。标准的步骤包括对供肝实质、血管及血管袢条件的进一步评估,并冲洗胆道。这些步骤在第6章已进行了阐述。

当供肝被整块快速切取下来(或连同胰腺一起联合切取下来)时,对其修整的要求将相对更高,因为整个动脉、静脉系统均未经过解剖和修整。此时,供肝的修整需要的时间可能更长,同时也需要更精细的解剖以避免伤及脉管系统,这是由于器官因没有了血供而使这些脉管系统变得不那么容易辨认。

供肝和胰腺之间的劈分正如图12-24至图12-31所示那样通过一些相对安全的步骤完成(详见图解对相关步骤的描述)。

解剖、修整一个供肝,无论是在体或体外,都需要使其适于各种情况下的移植。移植医生仅需要对供肝进行简单地检查并在移植手术之前明确其解剖特点。

当供肝存在变异动脉,或供肝的血供需要被劈分(例如对供肝进行劈离、多器官联合获

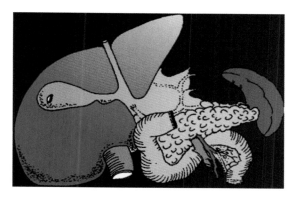

图 12-22　肝+全部十二指肠—胰腺联合切取后的移植物。

取),或在供肝获取、修整过程中不小心损伤了血管时,血管重建可能是有必要的。当遇到上述情况时,血管重建最好在体外供肝修整时进行,从而尽可能缩短供肝在体内的再灌注和温缺血时间。在过去的十年里,已逐步将显微镜或放大镜以及显微外科技术运用于血管重建过程并使之不断标准化(图12-32和图12-33)。

在过去,对供肝进行减体积多在体外供肝修整时进行,而今已很少这样做了:正如前面所提到的,它只不过就是一个标准的右半肝切除(图12-12和图12-13)。

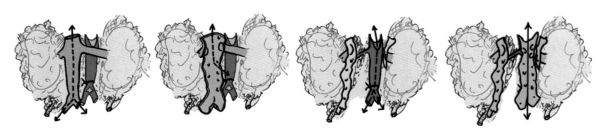

图 12-23　在器官修整时劈分整块切取下来的双肾;劈分过程比较简单,但要注意尽可能保留肾周组织。自左向右图示:(1)将下腔静脉前壁沿中线纵行劈开;(2)将下腔静脉后壁劈开,给右侧保留较大的血管袢,并明确辨认双侧主要肾静脉开口;(3)将腹主动脉前壁沿正中线劈开,明确辨认双侧肾动脉开口及可能存在的极支动脉开口;(4)最后,沿中线将腹主动脉后壁劈开。

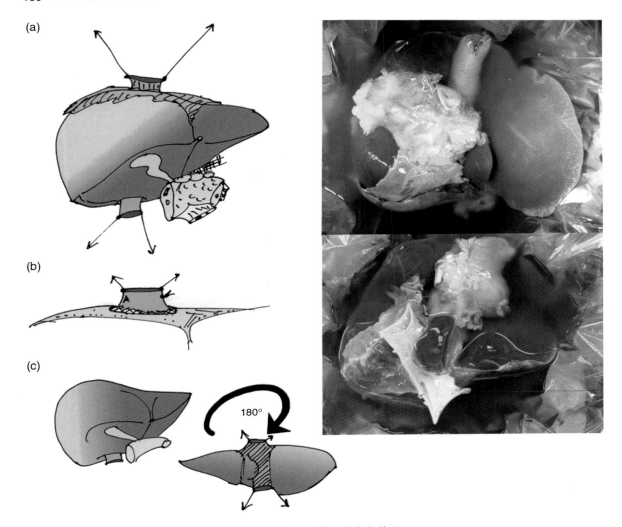

图 12-24 下腔静脉的准备与修整。

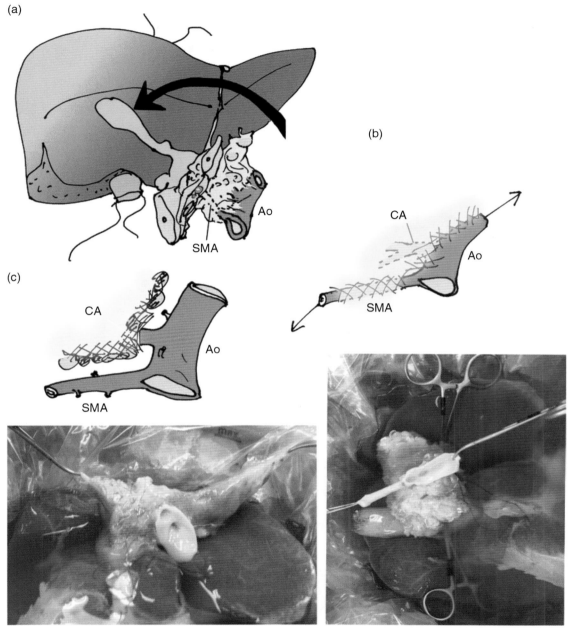

图 12-25　腹主动脉袢和主要的动脉干的准备与修整：腹腔干和肠系膜上动脉。

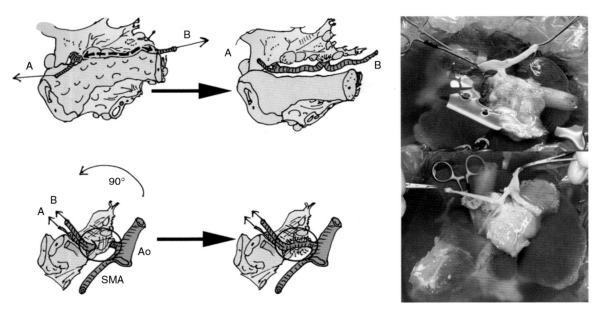

图 12-26　通过解剖腹腔干各主要分支明确辨认供应供肝动脉血管。游离过程应沿胰腺上缘进行。

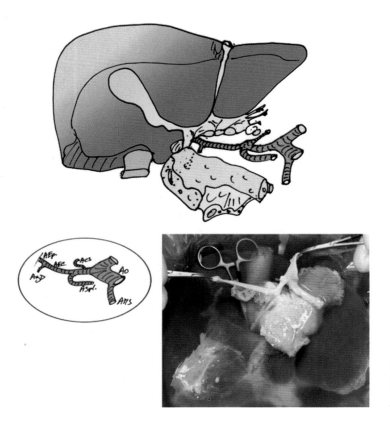

图 12-27　离断胃十二指肠动脉，并在明确无副肝动脉后结束对供应肝脏动脉血管的修整。

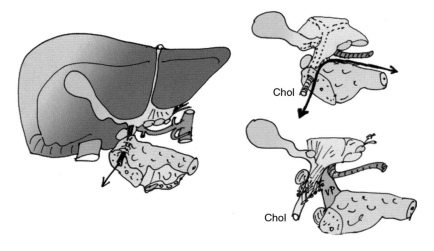

图 12-28 解剖并离断胆总管和门静脉（分别至脾静脉和肠系膜上静脉）。在解剖出门静脉和脾、肠系膜上静脉汇合部之后，可将胰腺组织移去，至此供肝已修整完毕待移植。

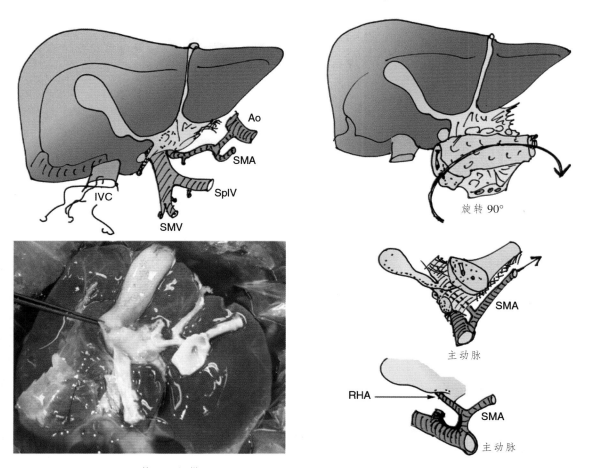

图 12-29 修整后的供肝。

图 12-30 辨认并修整起自肠系膜上动脉的副肝右动脉。解剖副肝右动脉应沿胰腺后缘进行。

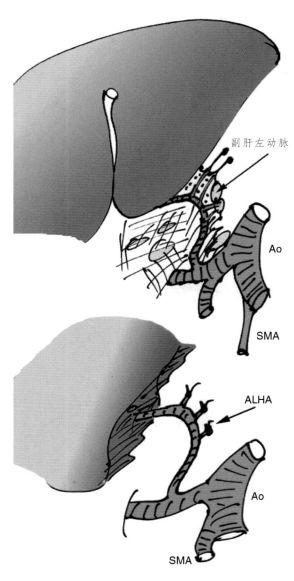

图 12-31 当存在起自胃冠状动脉的副肝左动脉时，应仔细解剖之并沿胃小弯结扎其上面所有的细小分支。

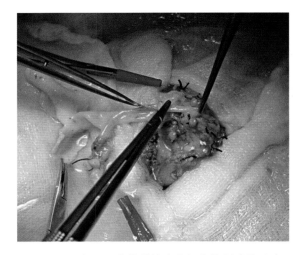

图 12-32 应用显微外科技术进行离体肝动脉重建。

年龄相关性的危险因素和受体特异性因素我们应特别关注。

● 当应用整个移植物进行移植时，DRWR 应在 1(+/−0.25)左右。只有在某些特定的情况下，可以考虑应用 DRWR 较高的供体移植物。

● 肝功能异常或脂肪变性超过 10% 的供肝不适合进行劈离。

● 供肝的劈离可以在体或在体外供肝修整时应用"肝门上"或"经肝门"的术式进行。

● 根据移植物的体积/重量，左外叶供肝可移植给体重在 5~30kg 的受体。

● 减体积供肝的适应证目前已十分有限了。

● 小肠移植的供体选择标准包括血流动力学稳定、应用血管活性药物的剂量低，以及无心搏停跳事件发生。

● 小儿供体提供的供肾应考虑双侧肾整块一并移植给受体。

● 无触碰技术及统一经腹主动脉灌注应运用于器官获取的热缺血期。

● 当肝脏与胰腺整块联合获取时，对其后的供肝修整的要求将更高。

● 较常见的多器官整块联合获取主要包括的器官为肝和肠道。

总　结

● 好的供体的标准和定义基于其年龄、血流动力学指标及全身是否存在感染等其他危险因素。

● 当应用的器官来自极限年龄（公认的可用年龄范畴的两个极端）的供体时，对于供体

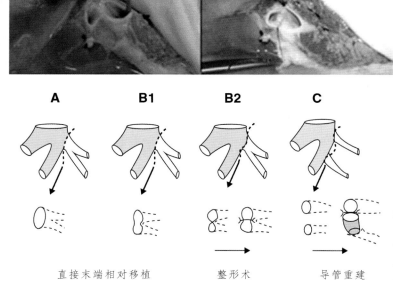

<table>
<tr><td>A</td><td>B1</td><td>B2</td><td>C</td></tr>
</table>

直接末端相对移植　　　　整形术　　　导管重建

图 12-33　修整劈离后的左半肝移植物的肝静脉并对其进行成型，从而将之吻合至受者腔静脉上。可在供肝切取过程中明确其存在的解剖变异，并在供肝修整时对其进行重建和成型。(Reproduced from [39] Hepatic vein reconstruction in ex situ splitliver transplantation. Nouajim H, Gunson B, Mirza DM, Mayer AD, de Ville de Goyet J. Transplantation 2002; 74: 1018–1021 with permission from Wolters Kluwer Health.)

（孙纪三　高伟　译）

参考文献

1　Powner DJ, Darby JM. Management of variations in blood pressure during care of organ donors. *Prog Transplant* 2000; 10:25–30.

2　Tuttle-Newhall JE, Collins BH, Kuo PC, et al. Organ donation and treatment of the multi-organ donor. *Curr Probl Surg* 2000; 40:266–310.

3　Satoi S, Bramhall SR, Solomon M, et al. The use of liver grafts from donors with bacterial meningitis. *Transplantation* 2001; 72(6):1108–13.

4　Noujaim HM, Mayer DA, Buckles JAC, et al. Techniques for and outcome of liver transplantation in neonates and infants up to 5 kg of body weight. *J Paed Surg* 2001; 37(2):159–164.

5　Bourdeaux C, Darwish A, Jamart J, et al. Living-related versus deceased donor pediatric liver transplantation: a multivariate analysis of technical and immunological complications in 235 recipients. *Am J Transplant* 2007; 7(2):440–7.

6　Bresnahan B, McBride M, Cherikh W, et al. Risk factors for renal allograft survival from pediatric cadaver donors: an analysis of united network for organ sharing data. *Transplantation* 2001; 72(2):256–61.

7　Labrecque M, Parad R, Gupta M, et al. Donation after cardiac death: the potential contribution of an infant organ donor population. *J Pediatr* 2011; 158(1):87–92.

8　Otte JB, de Ville de Goyet J, Reding R, et al. Pediatric liver transplantation: from the full-size liver graft to reduced, split and living related liver transplantation. *Ped Surg Int* 1998; 13:308–18.

9　Lee ZS, Kelly DA, Tannezr S,. Neonatal liver transplantation for fulminant hepatitis caused by *Herpes simplex* virus-type 2. *J Ped Gastroenter Nutr* 2002; 35:220–3.

10　Enne M, Pacheco-Moreira L, Balbi E, et al. Liver transplantation with monosegments. Technical aspects and outcome: a meta-analysis. *Liver Transplant* 2005; 11(5):564–9.

11　de Ville de Goyet J, Rogiers X, Otte J-B. Split-liver transplantation for the paediatric and adult recipient. In: Busuttil RW, Klintmalm GB (eds) *Transplantation of the Liver*, 2nd edn. Elsevier Saunders, Philadelphia, 2005, pp. 609–27.

12　de Ville de Goyet J, Otte J-B. 'Cut down' and 'split' liver transplantation. In: Busuttil RW, Klintmalm GB (eds) *Transplantation of the liver*. WB Saunders, 1996, Chapter 48.

13　de Ville de Goyet J . ' Liver transplantation in children: techniques and management' In: Tejani AH, Harmon WE, Fine RN (eds) *Paediatric Solid Organ Transplantation*, Munksgaard, Copenhagen, 2000, Section 4, pp. 265–80.

14　de Ville de Goyet J. Technique for *ex situ* cadaveric liver graft division. In: Roegiers X, Bismuth H, Busuttil R, et al. (eds) *Split Liver Transplantation: Theoretical and Practical Aspects*. Steinkoff, Darmstadt, 2001.

15　Rogiers X, Malago M, Gawad K, et al. *In situ* splitting of cadaveric livers. The ultimate expansion of a limited donor pool. *Ann Surg* 1996; 224:331–9.

16 Abu-Elmagd K, Fung J, Bueno J, et al. Logistics and technique for procurement of intestinal, pancreatic and hepatic grafts from the same donor. *Ann Surg* 2000; 232:680–7.

17 Boillot O, Benchetrit S, Dawahra M, et al. Early graft function in liver transplantation: comparison of two techniques of graft procurement. *Transplant Proc* 1993; 25:2626–7.

18 Colberg JE. *En bloc* excision for cadaver kidneys for transplantation. *Arch Surg* 1980; 115:1238–41.

19 Nakazato PZ, Concepcion W, Bry W, et al. Total abdominal evisceration: an en bloc technique for abdominal organ harvesting. *Surgery* 1992; 111:37–47.

20 Marino IR, De Luca G, Celli S, et al. Comparison of combined portal-arterial *versus* portal perfusion during liver procurement. *Transplant Proc* 1988; 20(Suppl 1):578–87.

21 Chui AK, Thompson JF, Lam D, et al. Cadaveric liver procurement using aortic perfusion only. *Aust N Z J Surg* 1998; 68:275–7.

22 de Ville de Goyet J, Hausleithner V, Malaise J, et al. Liver procurement without *in situ* portal perfusion: a safe procedure for more flexible multiple organ harvesting. *Transplantation* 1994; 57:1328–32.

23 de Ville de Goyet J, Reding R, Hausleithner V, et al. Standardized quick en bloc technique for procurement of cadaveric liver grafts for pediatric liver transplantation. *Transplant Int* 1995; 8:280–5.

24 Ben Abdennebi H, Margonari J, Voiglio EJ, et al. Improved performances of the isolated rat liver when washed out via the aorta. *Transplant Proc* 1996; 28:2917–19.

25 Gabel M, Liden H, Norrby J, et al. Early function of liver grafts preserved with or without portal perfusion. *Transplant Proc* 2001; 33:2527–8.

26 Bunn SK, Beath SV, McKiernan PJ, et al. Treatment of microvillous inclusion disease by intestinal transplantation: retention of the native ileo-caecal valve and colon improves outcome. *J Pediatr Gastroenterol Nutr* 2000; 31:176–80.

27 Kato T, Selvaggi G, Gaynor J, et al. Inclusion of donor colon and ileocecal valve in intestinal transplantation. *Transplantation* 2008; 86:293–7.

28 Goulet O, Colomb-Jung V, Joly F. Role of the colon in short bowel syndrome and intestinal transplantation. *J Ped Gastroenterol Nutr* 2009; 48:S66–71.

29 de Ville de Goyet J, Mitchell A, Mayer AD, et al. En bloc combined reduced liver and small bowel transplants: from large donors to small children. *Transplantation* 2000; 69:555–9.

30 Hobart MG, Modlin CS, Kapoor A, et al. Transplantation of pediatric en bloc cadaver kidneys into adult recipients. *Transplantation* 1998; 66:1689.

31 Kayler LK, Magliocca, Kim RD, et al. Single kidney transplantation from young pediatric donors in the United States. *Am J Transplant* 2009; 9:2745.

32 Merkel FK. Five and 10 year follow-up of en bloc small pediatric kidneys in adult recipients. *Transplant Proc* 2001; 33:1168–9.

33 Meakins JL, Smith EJ, Alexander JW. En bloc transplantation of both kidneys from pediatric. *Surgery* 1972; 71(1):72–5.

34 Sanchez-Fructuoso AI, Pratts D, Perez-Contin MJ, et al. Increasing the donor pool using en bloc pediatric kidneys for transplant. *Transplantation* 2003; 76: 1180.

35 Nghiem DD. A technique for concomitant whole duodenopancreatectomy and hepatectomy for transplantation in the multiple organ donor. *Surg Gynecol Obstet* 1989; 169:257–8.

36 Pinna AD, Dodson FS, Smith CV, et al. Rapid en bloc technique for liver and pancreas procurement. *Transplant Proc* 1997; 29:647–8.

37 Johnson CP, Roza AM, Adams MB. Simultaneous liver and pancreas procurement – a simplified method. *Transplant Proc* 1990; 22:425–6.

38 Wright FH, Smith JL, Bowers VD, et al. Combined retrieval of liver and pancreas grafts: alternatives for organ procurement. *Transplant Proc* 1989; 21:3522.

39 Noujaim H, Gunson B, Mirza DM, et al. Hepatic vein reconstruction in *ex situ* split liver transplantation. *Transplantation* 2002; 74; 1018–21.

40 Noujaim H, Gunson B, Mirza DM, et al. *Ex situ* preparation of left split grafts with left vascular pedicle only: is it safe? A comparative single center study. *Transplantation* 2002; 71:1386–90.

索 引